経方医学 ③

江部洋一郎／和泉正一郎＝著

東洋学術出版社

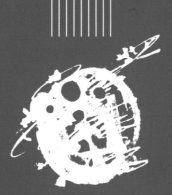

装幀デザイン　市川　寛志

経方医学 ③

経方医学 ③ ● 目次

目 次

葛根湯 ……………………………………………………………… 3
 葛根 …………………………………………………………… 4
 ◆治諸痺，療金瘡について ………………………………… 6
 ◆通腠理・開腠理について ………………………………… 6
 ◆葛根と項背強について …………………………………… 8
 総論 …………………………………………………………… 9
  葛根湯証・麻黄湯証・桂枝湯証における邪の比較 …… 9
  病邪の存在する場所 ……………………………………… 10
  葛根湯・麻黄湯・桂枝加葛根湯の比較 ………………… 12
  葛根・麻黄・桂枝の組み合わせによる気血の推進 …… 12
  桂枝・葛根・麻黄と芍薬の組み合わせによる気・血・津の還流 … 14
  処方についての補足 ……………………………………… 15
  ◆開腠理について（補足）………………………………… 17
  ◆葛根湯証の「項背強」と麻黄湯証の「項強」について … 18
  ◆項・項背・身体の「強」について …………………… 19
  ◆津液不足の「深さ」「程度の強さ」「広がり」………… 20
  ◆太陽・陽明合病について ……………………………… 23
  ◆下痢について …………………………………………… 24
  ◆合病についての補足 …………………………………… 25
 痙病 …………………………………………………………… 27
  柔痙・剛痙 ………………………………………………… 29
  ◆反悪寒について ………………………………………… 30
  ◆痙病の脈について ……………………………………… 31

桂枝加葛根湯 …………………………………………………… 33

栝楼桂枝湯 ……………………………………………………… 35
桂枝加葛根湯との比較 ……………………………………… 37

葛根黄芩黄連湯 ………………………………………………… 39
◆促脈について ……………………………………………… 40

奔豚湯 …………………………………………………………… 44

竹葉湯 …………………………………………………………… 46

小青竜湯 ………………………………………………………… 49
総論 …………………………………………………………… 50
傷寒の小青竜湯証 ………………………………………… 50
金匱要略における小青竜湯証 …………………………… 52
肺の粛降についての復習 ………………………………… 53
◆腎の納気作用について ………………………………… 54
各論 …………………………………………………………… 56
◆涎・唾について ………………………………………… 58
◆金匱要略における涎・涎沫・涎唾・濁沫・濁唾・唾などについて
……………………………………………………… 60
肺脹に関する参考条文 …………………………………… 68

射干麻黄湯 ……………………………………………………… 70

厚朴麻黄湯 ……………………………………………………… 72
小麦 …………………………………………………………… 73
射干麻黄湯，厚朴麻黄湯，小青竜湯の構成生薬の比較 ……… 74

沢漆湯 …………………………………………………… 75
 沢漆 ……………………………………………………… 76
 紫参 ……………………………………………………… 76
 白前 ……………………………………………………… 76

《桂苓五味甘草湯・苓甘五味姜辛湯・桂苓五味甘草去桂加乾姜細心半夏湯・苓甘五味加姜辛半夏杏仁湯・苓甘姜味辛夏仁黄湯などの総論》 …………………………………………………… 77

桂苓五味甘草湯 ……………………………………………… 79
 眩冒に関する参考条文 ………………………………… 84

苓甘五味姜辛湯 ……………………………………………… 87

桂苓五味甘草去桂加乾姜細辛半夏湯 ……………………… 89

苓甘五味加姜辛半夏杏仁湯 ………………………………… 91
 ◆血虚について ………………………………………… 92
 小青竜湯誤治後の陰陽失調と他の一般的証との比較 … 94

苓甘姜味辛夏仁黄湯 ………………………………………… 95

痺証

《桂枝附子湯・去桂加白朮湯・甘草附子湯・桂枝芍薬知母湯・烏頭湯・防已地黄湯などの総論》 ……………………… 97

 痺証（風寒湿病） ……………………………………… 97
  痺証における風邪・湿邪 ……………………………… 100

風湿相搏病

桂枝附子湯・去桂加白朮湯 ……………………………………101
- 桂枝附子湯 …………………………………………………102
- 去桂加白朮湯 ………………………………………………103

甘草附子湯 ………………………………………………………106
- 甘草附子湯証の特徴 ………………………………………107
- 桂枝附子湯，去桂加白朮湯，甘草附子湯における風湿邪の比較 …108
- ◆風湿病について …………………………………………108
- ◆寒邪と痺証について ……………………………………110
- ◆寒冷刺激と寒邪 …………………………………………112
- ◆気虚と陽虚——質と量より考察 ………………………114
- ◆気虚および陽虚の側面について ………………………116

歴節病 ……………………………………………………………118
- 虚の側面 ……………………………………………………119
- 歴節病における風邪 ………………………………………120
- 歴について …………………………………………………121

桂枝芍薬知母湯 …………………………………………………122

烏頭湯 ……………………………………………………………124
- 附子 …………………………………………………………126
- 烏頭 …………………………………………………………127
- 四肢疼痛の記載されている条文 …………………………127
- 麻黄杏仁薏苡仁甘草湯について …………………………128
- 『外台』薏苡麻黄湯 ………………………………………129
- 陰虚の痺証 …………………………………………………129

防已地黄湯 ………………………………………………………130
- 熱痺（湿熱痺）に対する処方 ……………………………132

経方以外で痺証によく使われる薬物 ················· 132

桂姜草棗黄辛附子湯・枳朮湯 ················· 134
　　◆陰気・陽気について ················· 137
　　　水気病脈証併治第十四第31条，第32条の違い ················· 138

真武湯 ················· 142
　　◆白朮について ················· 147
　　◆茯苓について ················· 148

附子湯 ················· 150
　　　真武湯と附子湯の比較 ················· 153

桂枝甘草湯 ················· 155
　　◆上衝・奔豚・悸・煩について ················· 158

桂枝甘草竜骨牡蛎湯 ················· 161
　　　竜骨・牡蛎 ················· 162

《苓桂朮甘湯・苓桂甘棗湯・苓桂味甘湯などの総論》 ················· 163

茯苓桂枝白朮甘草湯 ················· 165
　　◆動経について ················· 166

茯苓桂枝甘草大棗湯 ················· 170

茯苓桂枝五味甘草湯 ················· 172

《茯苓甘草湯・茯苓沢瀉湯などの総論》 ················· 173

茯苓甘草湯 ……………………………………………………………174

茯苓沢瀉湯 ……………………………………………………………177

甘草乾姜茯苓白朮湯 …………………………………………………179

五苓散 …………………………………………………………………182
　五苓散総論 …………………………………………………………184
　　◆黄疸病補足・小便不利について ……………………………191
　　◆太陽病における煩について …………………………………193

文蛤湯 …………………………………………………………………196

文蛤散 …………………………………………………………………199

猪苓散 …………………………………………………………………200
　猪苓散と五苓散の比較 ……………………………………………200

猪苓湯 …………………………………………………………………204
　猪苓湯総論 …………………………………………………………205
　　◆小便不利について ……………………………………………208
　　◆傷津，陰虚，血虚について …………………………………208

索引 ……………………………………………………………………211

ix

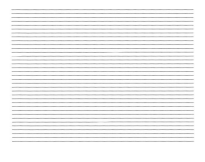

処方解説

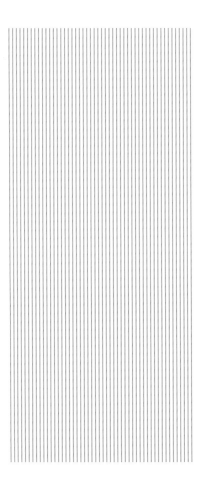

葛根湯

条文

第31条 太陽病，項背強几几，無汗，悪風，葛根湯主之。
　　方　葛根四両　麻黄三両去節　桂枝二両去皮　生姜三両切
　　　　甘草二両炙　芍薬二両　大棗十二枚擘
　　　　上七味，以水一斗，先煮麻黄，葛根，減二升，去白沫，
　　　　内諸薬，煮取三升，去滓，温服一升，覆取微似汗。
　　　　余如桂枝法将息及禁忌，諸湯皆倣此。

第32条　太陽与陽明合病者，必自下利，葛根湯主之。

第33条　太陽与陽明合病，不下利，但嘔者，葛根加半夏湯主之。

金匱・痙湿暍病脈証第二
第13条　太陽病，無汗，而小便反少，気上衝胸，口噤不得語，欲
　　　　作剛痙，葛根湯主之。

参考：第1条　太陽之為病，脈浮，頭項強痛而悪寒。

葛根の入った処方

	葛根湯	桂枝加葛根湯	葛根芩連湯	奔豚湯	竹葉湯
葛　根	四両	四両	八両	五両	三両
麻　黄	三両				
桂　枝	二両	二両			一両
芍　薬	二両	二両		二両	
甘　草	二両	二両	二両	二両	一両
生　姜	三両	三両		四両	五両
大　棗	十二枚	十二枚			十五枚
黄　芩			三両	二両	
黄　連			三両		
芎　藭				二両	
当　帰				二両	
	（葛根加半夏湯）				
半　夏	半升			四両	
李根皮				一升	
竹　葉					一把
防　風					一両
桔　梗					一両
人　参					一両
附　子					一枚

葛　根

本経中：味甘平。治消渇。身大熱。嘔吐諸痺。起陰気。解諸毒。葛穀治下利十歳已上。

別録中：無毒。主治傷寒中風頭痛，解肌発表出汗，開腠理，療金瘡，止痛，脇風痛。生根汁，大寒，治消渇，傷寒壮熱。白葛，焼以粉瘡，止痛断血。葉，主金瘡，止血。花，主消渇。

効　能

① 胃津を生じる。肌気中の津，脈外の気中の津を補う。その結果，肌・筋・肉を潤す。

　本経：「主消渇」「起陰気」

② 胃の気津を胃→肌→腠理，胃→脈外の気→腠理へと外達させ，その過程で，肌・筋・肉に存在する邪および熱をとり去る。

　本経：「治身大熱」「治諸痺」

　別録：「主治傷寒中風」「解肌発表出汗」「開腠理」

　（栝楼根にも胃津を生じる作用はあるが，腠理まで外達させることはできない。栝楼根はむしろ膈の出入を円滑にすることにより肌を潤す）

③ 胃気を急速に外方向の肌に外達させ，また上方向の肺・心・心包に引き上げる。その結果，胃気が過剰に下方に向かうことにより生じる下痢，また胃気が過剰に腎に供給され，腎の気化能力を越えて上衝する奔豚を治す。

　本経：「治嘔吐」「葛穀治下利十歳已上」

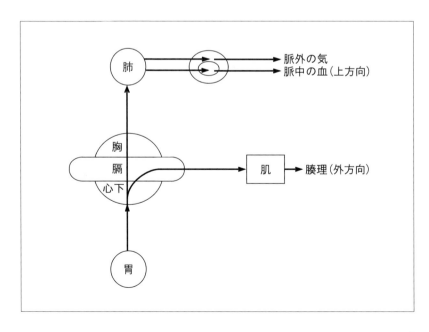

④ 膈の出入の円滑化
　別録における「治脇風痛」は栝楼根と同様に膈の出入を調整する作用がある可能性を示唆している。
⑤「治諸痺」「療金瘡（外傷）」「止痛」および催乳作用などから、胃の気津を脈中の血、脈外の気へとつなげることがわかる。

◆治諸痺，療金瘡について

　本経の中で治痺作用のある生薬は多く、その中の一部は去湿利水剤に属す。例えば朮、沢瀉、薏苡仁、車前子などである。一方、本経・別録二書の中で、治痺とともに療金瘡、続筋などの作用のあるものは牛膝、乾地黄、独活、防風、呉茱萸、（厚朴，）萆薢、附子、沢蘭などがあげられる。
　この中で萆薢は別録中に「関節老血」、沢蘭は本経中に「骨節中水」と、特殊な効能を載せているが、葛根を含めて、治痺、療金瘡、続筋の効能を持っている生薬の一部には、治痺と同時に通絡の作用を合わせ持つと考えることができる。これは、葛根の胃気を上方の心・心包に上げる作用（前出③）と胃津を生じる作用（前出①）を考え合わせれば、葛根は胃津を肌・筋・肉、また腠理まで運んで潤すと同時に、肌・筋・肉の湿を薬の組み合わせによってはとり去ることができるからである。

◆通腠理・開腠理について

　葛根は桂枝と同じく外・上方の二方向性のベクトルを有する。桂枝と異なるのは、胃津を生じる作用があり、これを脈中の血・脈外の気および肌気・皮気・腠理に送り込むことができる点である。
　通腠理とは、腠理を皮と平行して走ることであり、開腠理とは、腠理を皮・肌と垂直に走ることである。したがって二者の意味は異なっている。

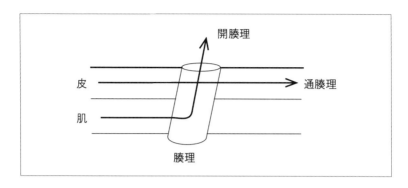

　本経・別録において麻黄，防已は「通腠理」，葛根は「開腠理」，呉茱萸は「開腠理」とある。桂枝は菌桂・牡桂・桂のいずれも腠理への言及はないが，「出汗」作用が記されている。したがって桂枝についてあえて記すならば，開腠理作用を有することになる。

　さらに附子は，甘草附子湯（甘草二両，附子炮二枚，白朮二両，桂枝四両）の投与後，熱粥の助けがなくても「得微汗」とあるので，やはり開腠理の作用を有すると考える。桂枝湯において，桂枝三両，生姜三両であるが，甘草附子湯は桂枝四両，附子二枚である。この二薬により脈外の気を強く推進し，その結果腠理を開いて発汗させる。また桂枝湯は，桂枝，生姜のみでは開腠理の作用が弱いので，熱粥を食べて胃気を助け，温めて外達の力を高めている。一方，桂枝加葛根湯の場合は熱粥の助けがなくても外達が可能である。

> **桂枝・附子・葛根はそれぞれ開腠理作用を有する。**

　外達，発汗の作用は，下記のごとく二味，三味の組み合わせ，あるいは麻黄を加えるとその作用は強くなる。

桂枝＋麻黄
桂枝＋葛根
桂枝＋附子　　　　にて開腠理，外達力，発汗力が強化される。
桂枝＋麻黄＋葛根
麻黄＋附子

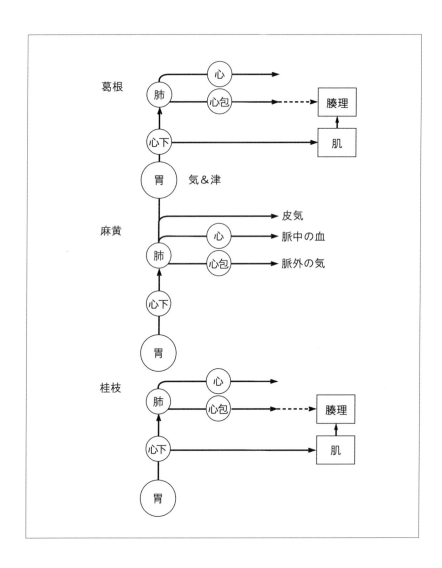

◆葛根と項背強について

　葛根の効能は本経においては「治消渇。身大熱。嘔吐諸痺。起陰気。解諸毒。葛穀治下利十歳已上。」であり，特に「治項背強」の記載はない。筋・肉に対する津液の供給（脈外の気津，肌の気津）が一定不

足すると，不足の程度の著しい部分に「強（こわばり）」が出現する。人体の構造上，項および背部は津液の不足の影響を最も受けやすい場所であり，津液の不足の結果「項背強」が出現する。局所に対する津液の供給が不足する原因としては，①津液の不足と②湿による津液の供給障害の二種類がある。

① 胃の津不足 $\left[\begin{array}{c}\text{肌の津不足}\\ \text{脈外の津不足}\end{array}\right]$ 筋肉の津不足 ⟶ 強（こわばり）

② 肌・筋・肉の衛分に湿が存在すると，肌・筋・肉に対する津液の供給障害が生じる。そのため筋・肉の津不足が生じ，「強」が生じる。

したがって葛根を投与する目標として，必ずしも「項背強」が存在する必要はない。例えば傷寒・金匱のなかで葛根の入った五処方のうち，葛根黄芩黄連湯，竹葉湯，奔豚湯の三処方の条文には「項背強」の記載はない。また「欲作剛痙」の葛根湯証には「項背強」ではなく「口噤不得語」とある。

[参考]
　桂枝去桂加茯苓白朮湯（第28条）の「頭項強痛」は，湿により項部の筋が津液の供給を受けられず，「項強」が生じている。これをみても「項強」が湿によっても生じることが理解できる。

総論
葛根湯証・麻黄湯証・桂枝湯証における邪の比較
　葛根湯証は風寒併重，麻黄湯証は寒邪重，桂枝湯証は風邪重である。

葛根湯：風邪	≒	寒邪
麻黄湯：風邪	＜	寒邪
桂枝湯：風邪	＞	寒邪

病邪の存在する場所

　麻黄湯証は，皮・皮腠を寒邪が外束する。桂枝湯証は，肌の衛分に風邪が侵入する。葛根湯証は，皮を寒邪が外束し肌および筋・肉に風邪が侵入する。

　太陽病の桂枝湯証と麻黄湯証には「頭項強痛」があり，葛根湯証には「項背強」あるいは「口噤不得語」がある。「項背強」は「頭項強」に比し強（こわばり）の範囲，程度が著しい。この症候の違いにより，葛根湯証は，邪が皮に存在する麻黄湯証，邪が肌に存在する桂枝湯証とは異なる場所に邪が存在することがわかる。逆に桂枝湯証，麻黄湯証では「項強」は出現し得るが，けっして「項背強」あるいは「口噤」には至らないともいえる。葛根湯証は，寒邪が皮を外束し，風邪が肌から筋・肉の深さまで侵入して「項背強」「口噤」を呈するのである。

```
病邪の存在する場所
  麻黄湯証 ──── 皮邪（頭項強）  ┐
  桂枝湯証 ──── 肌邪（頭項強）  ├ 葛根湯証（項背強）
              肉・筋邪         ┘
```

（桂枝湯証の一部においては，風邪が肉の深さまで侵入するものもある。
　：陽明の桂枝湯証）

　一般的に太陽病は，邪が皮や肌に侵入し，正気の鼓舞により邪正闘争が惹起され，自然治癒するか，あるいは薬物により治癒する。治癒機転が働かなかった場合には，邪は表から裏に伝変し，白虎湯証などになる。しかし葛根湯証は病邪の特殊性（風寒併重，特に風邪が強力）により，皮には寒邪が外束し，肌・肉・筋まで風邪が侵入する。ただし同じ葛根湯証であっても，一般の葛根湯証と「欲作剛痙」の葛根湯証では，筋・肉の深さにおける風邪の強さが違う。「欲作剛痙」は筋・肉に強力な風邪が存在するために起こるのである。そして「欲作剛痙」→「剛痙」→「痙病」というように病気が進展する可能性がある。

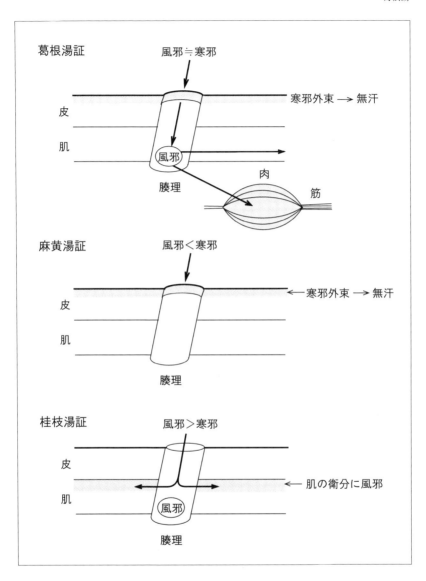

風邪の強さ
　一般の葛根湯証：　　　　皮・肌（＋）　　肉・筋（＋）
　「欲作剛痙」の葛根湯証：皮・肌（＋）　　肉・筋（卄）

処方解説

	葛根	麻黄	桂枝	芍薬	甘草	生姜	大棗	杏仁
葛根湯	四両	三両	二両	二両	二両	三両	十二枚	
桂枝湯			三両	三両	二両	三両	十二枚	
麻黄湯		三両	二両		二両			七十個

　葛根湯は風寒併重ゆえに桂枝湯をベースに麻黄，葛根が加わる。麻黄湯と比較すると，麻黄，桂枝，炙甘草は両湯に入っており，麻黄湯の杏仁が葛根湯においては芍薬となっている。杏仁と芍薬は，ともに肺と腠理の粛降を行うことができる。したがって麻黄，桂枝，芍薬，甘草の組み合わせは麻黄湯の方意に限りなく近い。これらのことより葛根湯は，ほぼ桂枝湯＋麻黄湯に葛根が加えられたものと考えることができる。

葛根湯・麻黄湯・桂枝加葛根湯の比較

葛根・麻黄・桂枝の組み合わせによる気血の推進
　① 葛根湯　　　　：葛根四両　麻黄三両　桂枝二両
　② 麻黄湯　　　　：──────　麻黄三両　桂枝二両
　③ 桂枝加葛根湯：葛根四両　──────　桂枝二両

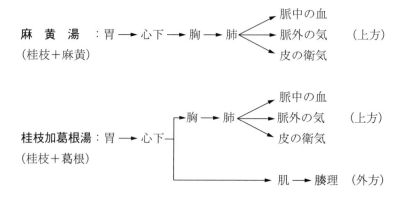

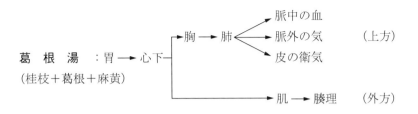

葛根湯も桂枝と同じく上・外方のベクトルを有する。麻黄は上方へのベクトルを有する。したがって桂枝に葛根を加えれば，上・外方へのベクトルの強化になり，桂枝に葛根・麻黄を加えれば，上・外方のベクトルの強化，とりわけ上方への強化をはかることになる。ただし麻黄と桂枝を組み合わせた場合のベクトルは上方の肺・心包・心の方向に行き，外へ向かわない。

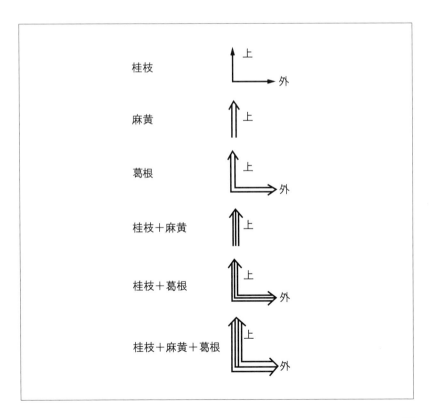

桂枝・葛根・麻黄と芍薬の組み合わせによる気・血・津の還流

桂枝＋芍薬

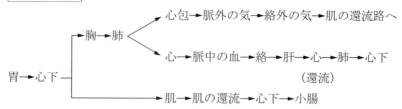

葛根＋芍薬

基本的には桂枝＋芍薬と同じである。ただし推進の力が強い。

麻黄＋芍薬

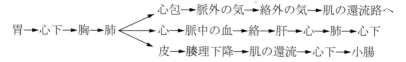

桂枝＋麻黄＋葛根＋芍薬

基本的には桂枝＋芍薬と同じベクトルを有するが，脈中の血・脈外の気の還流はより強く，かつ肌の還流は最も強化される。

　以上より葛根湯は，胃気を上方・外方の双方に強く促進する。その結果，脈中の血・脈外の気の推進，皮の衛気の推進，肌気の推進をはかる。また還流においては，脈中の血・脈外の気の還流を推進し，とりわけ肌の気津および肌湿の還流を強める。
　桂枝加葛根湯は，胃気を上方・外方へ向かわせる力が桂枝湯よりも強い。しかし肌の還流は麻黄が入っていないため，葛根湯よりも劣る。

[参考]
　脈外の気は絡まで至ると，外殻においては肌の還流路へ，胸腹内においては三焦にて回収される。

```
               脈中の血の推進 ↗ → 還流 ↗
  葛 根 湯    脈外の気の推進 ↗ → 還流 ↗
               皮気の推進 ↗  ┐
               肌気の推進 ↗  ┘→ 還流 ↗↗

               脈中の血の推進 → 還流    ┐
  桂枝加葛根湯  脈外の気の推進 → 還流    ├ 葛根湯より弱い
               肌気の推進 ↗  → 還流    ┘
```

したがって葛根湯は、脈外の気津および肌の気津を推進して肌・肉・筋を潤し、また麻黄・芍薬、葛根・芍薬の組み合わせにて肌の還流をはかることにより、肌・筋・肉の湿を去る。

一方、桂枝加葛根湯は、肌・肉・筋を潤し、肌の還流をはかることができるが、その作用は葛根湯よりは弱い。

処方についての補足

麻黄湯、桂枝湯、葛根湯、大青竜湯、小青竜湯などは、麻黄、桂枝と同時に杏仁、芍薬、石膏などの粛降薬を併用することによって、各処方ごとに、それぞれに見合った昇降を考えている。一方、いわゆる苓桂剤(苓桂甘棗湯―桂枝四両、苓桂朮甘湯―桂枝三両、桂苓五味甘草湯―桂枝四両)は桂枝を三~四両使用し、芍薬、杏仁などの粛降薬を併用しない。桂枝を比較的多量に使用し、粛降薬は使用しないことによって、桂枝の上向性のベクトルを強調する処方となっている。

葛根湯証は、風邪が肌・筋・肉に存在し、筋・肉は熱を持ち、筋・肉への津液の供給が悪化(燥証のみでなく湿証もある)しているので、気平の葛根を四両使用し、温性の桂枝を二両にとどめて、脈外の気および肌気へ津液を供給している。また粛降、内向性のある芍薬を二両にとどめ、上・外方面へのベクトルを強めている。

条文解説
　　第31条　太陽病, 項背強几几, 無汗, 悪風, 葛根湯主之。
　　　　　「太陽病で項背がこわばり, 無汗で悪風するものは葛根湯がこれを主る。」
　　　　　几几：はねるとキキ
　　　　　几几：はねないとシュシュと読む。

　太陽病で風寒の邪が皮・肌・筋・肉に存在する。皮および皮腠を外束している寒邪のために腠理は閉じ, 皮の衛気はめぐらず「無汗」「悪風」。肌・筋・肉においては風邪との邪正闘争が起こり, また皮腠は閉じているので熱を生じる。その後の展開には以下の二通りがある。
① 皮腠が閉じているので, 肌・肉において鬱熱が亢じてくる。鬱熱のために肌・肉・筋の津液が枯れ, 項背部の筋・肉は養われなくなる。また肌・筋・肉における風邪との邪正闘争のために, 津液の供給はますます減少し,「項背強」を生じる。脈は「浮緊」となる。
② 皮腠が閉じていて, 肌・筋・肉には熱があり, 肌中の肌気, 筋・肉中の脈外の気は腠理から外出できず, 運行が悪化して, ついには湿と化す。湿が肌の気津や脈外の気津の筋・肉への供給を阻む。また肌・筋・肉における風邪との邪正闘争のため, 筋・肉への津液の供給は減少し, 筋・肉は養われず「項背強」を生じる。この場合脈は「浮軟（濡, 緩）」を呈する。一般的な葛根湯証としては①となる。

参考条文
　　第38条　太陽中風, 脈浮緊, 発熱, 悪寒, 身疼痛, 不汗出而煩躁者, 大青竜湯主之。（鬱熱）
　　第39条　傷寒, 脈浮緩, 身不疼, 但重, 乍有軽時, 無少陰証者, 大青竜湯発之。（湿）
　このように大青竜湯証において鬱熱証と湿熱証の二通りの展開を示している。葛根湯証の条文には脈の記載はないが, 前述した二通りの展開を考える必要がある。

参考条文
金匱要略・水気病脈証併治第十四
　第25条　裏水,越婢加朮湯主之。
　第23条　風水,悪風,一身悉腫,脈浮,不渇,続自汗出,無大熱,越婢湯主之。
金匱要略・中風歴節病脈証併治第五
　第20条　『千金方』越婢加朮湯　治肉極,熱則身体津脱,腠理開,汗大泄,厲風気,下焦脚弱。

　これらの条文を見ても,湿熱証と熱による燥証という両極に見える二つの病症に対して,同一の処方にて対処しているのが理解されよう。

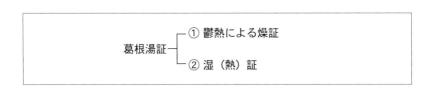

◆開腠理について（補足）

　外殻を走る気（皮気・肌気・脈外の気）がスムーズに運行するためには,肺の宣散粛降作用や膈の出入作用,心の推動作用などが必要であるが,腠理の開閉も重要である。これは腠理から一部の気が外出することにより,気の運行を助けているのである。

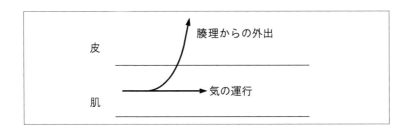

　皮気・肌気は,直接的に腠理から外出することで気の推進を助けて

いる。脈外の気も腠理から一部外出することで，外殻のすみずみまで気を達せしめているのである。

気の運行のために必要な機能
　　皮気：肺の宣散粛降・腎の気化・膈の出入・腠理の開閉
　　肌気：膈の出入・腠理の開閉
　　脈外の気：肺の宣散粛降・心の推動・腠理の開閉

　したがって腠理が閉じて無汗になると，皮・肌・脈外の気はその運行を妨げられて，鬱熱を生じたり，湿を生じる。別の角度から述べると，スムーズな運行ができなくなった気は，ある部分に過剰となる。「温かく流れる水」である広義の気が過剰になると病理変化し，熱あるいは湿として人体に障害を与えることになる。

---

　① 「温かい」　──→　過剰　──→　熱
　② 「流れる水」──→　流れない──→　湿

◆葛根湯証の「項背強」と麻黄湯証の「項強」について

　葛根湯証には「項背強」，麻黄湯証には「項強」がある。両証とも，共通して寒邪の外束により皮腠が閉じている。しかし一般的な葛根湯証には肌・筋・肉にも風邪が存在し，また鬱熱があるため，筋・肉に対する気津の供給は病初期から悪化する。具体的には，肌を走る気津および筋・肉の深い場所を走る脈外の気津の供給が減少するために「項背強」を生じる。

　一方，麻黄湯証は，肌・肉に鬱熱を生じつつあっても，肌・筋・肉の深さには風邪は存在しないので，鬱熱が亢じてくるまでは肌津・脈外の気津の供給は一定保たれており，「項強」のみが生じる。しかし，鬱熱が亢じてくると，熱のために筋・肉の津は枯れ，気津の供給が減少するだけでなく，筋・肉・骨への絡血の供給が悪化し，全身的な疼

痛を生じる。例えば，第35条「……身疼，腰痛，骨節疼痛……」のごとくである。

　葛根湯証は，風邪が肌のみではなく筋・肉の深さまで達しているために，病初期から筋・肉への気津の供給が悪化している。しかしその程度は絡の不通を来すほどのものではない。一方，麻黄湯証は，寒邪が皮を外束し，肌・筋・肉の深さには邪が存在しないが，鬱熱が亢じてくると筋・肉における気津の枯渇は甚だしくなり，津の供給の不足のみならず，絡の不通を惹起し，疼痛が起こるのである。

葛根湯証：邪が深いところまで存在 ━━▶ 筋・肉の津の不足（＋）
麻黄湯証：鬱熱が亢じる ━━▶ 筋・肉の津の不足（卅）
　　　　　　　　　　　　　　　 絡の不通（＋）

◆項・項背・身体の「強」について

　桂枝湯証，麻黄湯証に共通する病理は，肌熱あるいは肉熱である。麻黄湯証の場合は無汗で肌の鬱熱，桂枝湯証の場合は自汗で肌熱が原因となって，頭項強痛が生じる。

麻黄湯：① 無汗，肌中に鬱熱→肉・筋に鬱熱→肉・筋の津液不足
　　　　② 無汗，肌中に湿熱→肉・筋に湿熱→肉・筋の津液不足
桂枝湯：自汗，肌中に熱→肉・筋に熱→肉・筋の津液不足

項強は肉・筋の津液不足から生じる。

　項部は頭を除けば最上部に位置し，津液不足の影響を受けやすい。次に影響を受けやすいのは背部である（筋・肉の量が大きい）。胸部の筋・肉も同じく津液不足の影響は受けるが，胸郭があるために，項背部よりは運動性がなく，また胸・腹と二分されているので伸展性も

項背部より少ない。このため胸部の筋・肉は，項背部ほど津液不足の影響を受けにくい。補足すると口の周りは人体の中で最もよく動く場所であり，上部に位置するので津液不足の影響を受けやすい（「口噤不得語」）。

ただし外殻における津液の不足は，必ずしも全身的な津液不足の結果とはいえない。膈の出入に不利を生じ，胃津が外肌へ供給されなくなると，栝楼桂枝湯のように全身の強ばり（「身体強几几」）を生じることがある。したがって麻黄湯証のごとく寒邪が皮を外束したため肌・肉・筋に鬱熱が乗じた場合や，桂枝湯証のごとく風邪が直接肌に侵入して肌に熱が生じた場合は，筋・肉に供給される津液が減少し「項強」を生じる。しかし葛根湯証は，寒邪が皮を外束し，風邪が肌・筋・肉に侵入する。まず寒邪の外束により，皮より下層の外殻（肌・筋・肉）に鬱熱を生じるか，あるいは肌・筋・肉の衛分の気機の失調から湿を生じる（肌気，脈外の気の失調）。さらに風邪が肌・筋・肉に存在するため，該当する場所で邪正闘争が惹起され，筋・肉への津液供給はますます減少し，「項背強」が生じる。

```
葛根湯証のこわばり
皮：寒邪外束
                          鬱熱
肌・筋・肉：風邪侵入  ｝       筋・肉への津液供給減少 → 項背強
                          湿
```

◆津液不足の「深さ」「程度の強さ」「広がり」

葛根湯証は病初期から病邪の深さ（皮・肌・筋・肉）および病理変化の深さ（皮・肌・筋・肉）はあるが，津液不足の程度はそれほどひどくはない。したがって最も大きな筋・肉あるいは運動性のよい上部の筋・肉の津液が不足して，「項背強」「口噤不得語」となる。津液

不足が出現する場所は，項背，口の周りに限られ，他の部位には変化は生じない。

　麻黄湯証の病初期は鬱熱はなく，項部の強ばりのみであるが，鬱熱が亢じてくると，病理変化の場所は皮のみではなく肌・筋・肉・骨節に及ぶ。また鬱熱による津液不足の程度も葛根湯証より著明であり，その津液不足は，筋・肉・骨節の深さの絡の不通を惹起し，「身体痛」「骨節疼痛」を来し，病理変化の広がりは全身に及ぶ。つまり鬱熱の亢じた後の麻黄湯証の津液不足の「深さ」「程度の強さ」「広がり」は，いずれも葛根湯証より甚だしい。

　葛根湯証は，病邪の存在する場所が特殊であるため（皮に寒邪，肌・筋・肉に風邪），鬱熱の亢じる前の初期から一部の筋・肉に津液不足を来している。

	津液不足の深さ	程度の強さ	広がり
葛根湯証	(＋)	(＋)	(＋)
麻黄湯証（初期）	(－)	(±)	(±)
麻黄湯証（鬱熱亢進後）	(＋＋)	(＋＋)	(＋＋)

```
こわばり（強）―――――津液不足
脱力（脚弱）―――――気津不足
疼痛―――――――――絡の不通
```

参考『千金方』

　越婢加朮湯　治肉極，熱則身体津脱，腠理開，汗大泄，厲風気，下焦脚弱。

処方解説（第31条）

　桂枝，麻黄で皮の寒邪を，桂枝，葛根で肌の風邪を，葛根，桂枝，麻黄で筋・肉の風邪を駆逐する。桂枝，葛根，麻黄で脈外の気および肌気を推進し，津液を供給し「項背強」を治す。芍薬は，血の還流および肌の還流をはかり，湿を除く。大棗，甘草，生姜は，胃気を守り鼓舞する。

条文解説

第32条　太陽与陽明合病者，必自下利，葛根湯主之。
　　　　「太陽と陽明の合病のものは，必ず自ら下痢する。葛根湯がこれを主る。」

第33条　太陽与陽明合病，不下利，但嘔者，葛根加半夏湯主之。
　　　　「太陽と陽明の合病，下痢せず，ただ嘔するものは，葛根加半夏湯これを主る。」

　第32条，第33条は主たる病位は太陽にあり，その勢いが同時に陽明にかかるものであり，葛根湯あるいは葛根加半夏湯にて対応する。
　太陽・陽明の合病においては，いわゆる太陽病の「発熱」「悪寒」「無汗」などの症状と，裏の症状が同時に存在する。第32条，第33条における葛根湯証は太陽病における葛根湯証よりも相対的に風邪が強力なため，風邪は外殻（肌・肉）に展開するのみならず，一部の風邪は裏（胃・小腸）にも侵入する。風邪が小腸に侵入すると，小腸の分別作用が失調して「下利」，胃に侵入すると「嘔」となる。

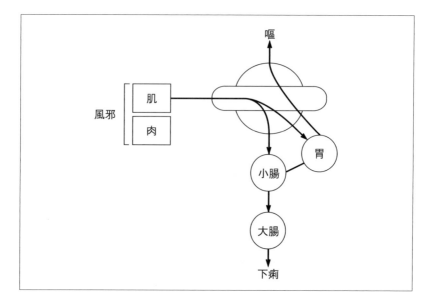

◆太陽・陽明合病について

　第32条と第33条は太陽と陽明の合病である。合病とは一病位の病が主であり，その勢いが同時に他の病位に及ぶものである。治療は主たる病位に対して行えばよい。

```
    A（主）――――B（従）　治療はAに対して行う
```

　太陽と陽明の合病は，太陽の症状と陽明の症状が同時に存在する可能性はあるが，その程度は必ずしも同じとはかぎらない。
　　　① 太陽　＞　陽明
　　　② 太陽　≒　陽明
　　　③ 太陽　＜　陽明

　第32条〈葛根湯〉，第33条〈葛根加半夏湯〉，第36条〈麻黄湯〉は太陽・陽明の合病であるが，治療はすべて太陽の処方である。したがってこれら3条は太陽＞陽明タイプの合病であり，条文に記載がなくても太陽の症候の一部が存在していると考える。
　しかし，第172条，256条のような例もある。
　第172条「太陽与少陽合病……黄芩湯」（少陽の処方）
　第256条「陽明与少陽合病……大承気湯」（陽明の処方）
　太陽・陽明の合病に対する治療法は，次のようにそれぞれ異なっている。

太陽と陽明の合病
① 太陽　＞　陽明合病　　　← 葛根湯あるいは麻黄湯
② 太陽　≒　陽明少陽合病　← 葛根黄芩黄連湯
③ 太陽　＜　陽明合病　　　← 承気湯，白虎湯の類

　第34条の葛根黄芩黄連湯は，本来は太陽病，桂枝証の誤治から生ず

る症候に使用されているが，その方意からいって太陽と陽明の合病（②太陽≒陽明）に応用することが可能である。あるいは麻黄湯加石膏，葛根湯加石膏も太陽と陽明の合病に使用できる。

◆下痢について

太陽と陽明の合病は必ず「自下利」する。
　太陽病：項背強几几，無汗，悪風
　陽明病：自下痢

参考条文
第34条　太陽病，桂枝証，医反下之，利遂不止，脈促者，表未解也。喘而汗出者，葛根黄芩黄連湯主之。

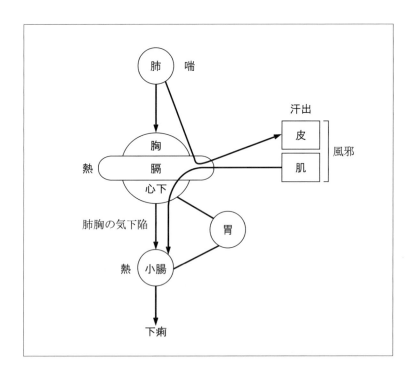

太陽病の桂枝湯証を誤下し,葛根を半斤(八両)使用する葛根黄芩黄連湯証は,「利」があり「脈促」「喘而汗出」はあるが「項背強几几」はない。誤下によって肺・胸の気が下陥し「喘」するが,肌邪は除かれず「脈促」「汗出」する。誤下により肌邪は化熱して内陥し,膈・小腸は熱をもち,「利遂不止」となる。

葛根湯証の下痢は,前述のごとく正気と邪気との闘争関係の中で,相対的に風邪の力が強く,風邪は外殻のみではなく,一部は裏にも展開することによって生じるのである。葛根湯証あるいは葛根加半夏湯証は,風邪が小腸と胃に,葛根黄芩黄連湯証は,膈と小腸に存在する。

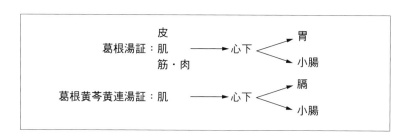

◆合病についての補足

第32条　太陽与陽明合病者,必自下利,葛根湯主之。
第33条　太陽与陽明合病,不下利,但嘔者,葛根加半夏湯主之。
第36条　太陽与陽明合病,喘而胸満者,不可下,宜麻黄湯。
第172条　太陽与少陽合病,自下利者,与黄芩湯。
第219条　三陽合病,腹満,身重,難以転側,口不仁,面垢,譫語,遺尿。……白虎湯主之。
第256条　陽明少陽合病,必下利。……宜大承気湯。

第32条,第33条,第36条の太陽と陽明の合病は,外殻(太陽の部位)に寒邪・風邪が存在し,相対的に強力な風邪が外殻のみに留まらず,一部が内部に侵入して生じる。麻黄湯証は肌肉における鬱熱が強く,

熱が胃に伝わる。胃中の熱のため胃気は上方へ向かい、胸気の過剰により胸満、肺へ過剰に昇ると粛降できず、喘が起こる。葛根湯証、葛根加半夏湯証は風邪が胃・小腸（下方）に侵入して合病を発する。

```
寒邪 ──→ 皮外束 ──→ 肌肉鬱熱 ↑ ──→ 胃熱 ──→ 胸・肺    ＝麻黄湯証
                                              
風邪 ──┬─肌 ──→ 膈 ──→ 心下 ──→ 小腸         ＝葛根湯証
       └─肉・筋                  ╲→ 胃（陽明） ＝葛根加半夏湯証
         （太陽）
```

第172条の太陽と少陽の合病は、邪の主体は少陽（膈を中心にする部分）にあり、その影響が小腸または胃に及ぶ。よって黄芩湯を投与する。

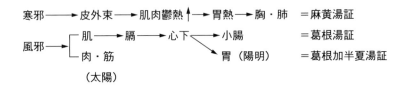

第219条の三陽の合病は、風邪の勢いが強く、発病とほとんど同時に太陽・陽明・少陽の部位に展開するが、邪の主体は陽明にあるため、白虎湯を投与する。

```
風邪 ──→ 肌（太陽） ──→ 膈（少陽） ──→ 心下 ──→ 胃（陽明） ＝白虎湯証
```

後の時代の処方である〈柴葛解肌湯〉は、三陽の合病に応用できる処方であり、邪は太陽・陽明・少陽に満遍なく分布している。
① 〔傷寒六書・柴葛解肌湯方〕 柴胡　黄芩　乾葛　芍薬　羌活　白芷
　　　　　　　　　　　　　　 桔梗　石膏　甘草　生姜　大棗
② 〔浅田家・柴葛解肌湯方〕　 柴胡　葛根　麻黄　桂皮　黄芩　芍薬
　　　　　　　　　　　　　　 半夏　生姜　甘草　石膏

第256条の陽明と少陽の合病は、邪の主体は陽明にあり、大承気湯を投与する。

邪 ─→ 膈（少陽）─→ 胃（陽明）─→ 小腸 ＝大承気湯

痙病

参考条文

傷寒論・弁太陽病脈証併治上第五
  第1条　太陽之為病，脈浮，頭項強痛而悪寒。
  第2条　太陽病，発熱，汗出，悪風，脈緩者，名為中風。
  第3条　太陽病，或已発熱，或未発熱，必悪寒，体痛，嘔逆，脈陰陽俱緊者，名為傷寒。
  第6条　太陽病，発熱而渇，不悪寒者，為温病。若発汗已，身灼熱者，名風温。風温為病，脈陰陽俱浮，自汗出，身重，多眠睡，鼻息必鼾，語言難出。

金匱要略・痙湿暍病脈証第二
  第1条　太陽病，発熱無汗，反悪寒者，名曰剛痙。
  第2条　太陽病，発熱汗出，而不悪寒，名曰柔痙。
  第3条　太陽病，発熱脈沈而細者，名曰痙，為難治。
  第4条　太陽病，発汗太多，因致痙。
  第5条　夫風病下之則痙，復発汗必拘急。
  第6条　瘡家雖身疼痛，不可発汗，汗出則痙。
  第7条　病者，身熱足寒，頸項強急，悪寒，時頭熱，面赤目赤，独頭動揺，卒口噤，背反張者，痙病也。若発其汗者，寒湿相得，其表益虚，即悪寒甚，発其汗已，其脈如蛇。
  第8条　暴腹脹大者，為欲解。脈如故，反伏弦者痙。
  第9条　夫痙脈，按之緊如弦，直上下行。
  第10条　痙病有灸瘡，難治。
  第11条　脈経云，痙家其脈伏堅，直上下。
  第12条　太陽病，其証備，身体強，几几然脈反沈遅，此為痙。栝楼桂枝湯主之。
  第13条　太陽病，無汗，而小便反少，気上衝胸，口噤不得語，欲作剛痙，

　　　　　葛根湯主之。
　第14条　痓為病，胸満口噤，臥不着席，脚攣急，必齘歯，可与大承気湯。
　第17条　湿家，其人但頭汗出，背強欲得被覆向火，若下之早則噦，或胸
　　　　　満小便不利，……。（湿病の条文）

黄帝内経素問・至真要大論
　諸痓項強皆属於湿………諸暴強直皆属於風。
黄帝内経素問・厥気論
　脾移寒於肝。癰腫筋攣。……肺移熱於腎。伝為柔痓。

　「痓」を症候とする疾病は，剛痓，柔痓，痓病の三つに分けられる。いずれにしても強い風邪の存在が特徴である。しかし厳密にいうと，剛痓，柔痓は本来の痓病ではない。痓病の一歩手前のものである。剛痓，柔痓は風邪が太陽の部位（皮・肌・筋・肉）に存在し，その病理変化も太陽の部位（外殻）に限定される。それゆえ「太陽病……剛痓」「太陽病……柔痓」と記され，いずれにしても太陽病に属す。
　一方，本来の痓病は，邪が表（太陽）と裏（胃）にまたがって現れる。ただし邪は外殻のほうに重く存在し，また病理変化も外殻のほうに大きい。大承気湯を投与するのであるが，条文は「可与大承気湯」であり，「大承気湯主之」ではない。さらに栝楼桂枝湯をみると「太陽病……此為痓」とあり，その風邪の存在する場所は太陽の部位であるが，病理変化は太陽（外殻）のみでなく裏（胃）にも及んでいる。以上より，風邪が表裏にまたがって存在するか，あるいは表にのみ存在するが病理変化が表裏にまたがって存在するものを「痓病」とし，剛痓，柔痓と区別している。

```
　　風邪　──── 表（肌・筋・肉）　  ┐
　　病理変化 ── 表（外殻）　　　　 ┘ 剛痓・柔痓

　　風邪　──── 表あるいは表・裏　  ┐
　　病理変化 ── 表・裏　　　　　　 ┘ 痓病
```

栝楼桂枝湯は，前述したように太陽病である。もしも邪が裏に及んで，太陽と陽明の位に同時に存在するのであれば，太陽と陽明の合病となり，太陽病とはいえない。したがって病理変化は一部裏に及ぶとしても，邪はあくまで太陽の位に存在するので，太陽病である。

　例えば白虎湯証は陽明病であり，邪は陽明胃に存在し，病理変化は裏（胃）にも出現するが，同時に外殻の肌・肉にも及んでいる。しかし邪が存在するのは陽明であり，たとえ病理変化が太陽に及んでいても，陽明病である。

柔痙・剛痙

　「無汗」のものを剛痙，「汗出」するものを「柔痙」とする。

　柔痙は，その原因として強い風邪の存在が特徴であり，いったん人体に侵入した風邪は，すみやかに外殻の深い場所（筋肉）に達する。したがってごく初期においては，皮・肌に存在する風邪も急速に筋・肉の深さに達し，すぐに皮・肌には風邪は存在しなくなる。病邪が風寒邪であれ風温邪であれ，風寒邪はすみやかに化熱して，風温邪はその熱性を保ったまま外殻の深いところへ進入するので，元来風寒邪，風温邪の違いがあっても，その後の病理は同じになる。

```
風寒邪 ──→ 化熱 ──→ 風邪 ──→ 筋・肉
風温邪         ──→ 風邪 ──→ 筋・肉
```

　風邪は，筋・肉の深さにおいて邪正闘争を惹起し，その熱のために筋・肉は気津の供給を受けられず，「項背強」「口噤」「背反張」などを生じる。このときにはすでに寒邪が皮を外束することもなく，風邪は肌にも存在しないので，筋・肉の熱のために腠理は開き「汗出」する。

　筋・肉における正気と風邪との邪正闘争の結果として熱を生じ，その熱は肌・皮に及ぶため「悪寒」はない。

```
筋・肉 ─── 肌・皮
（邪熱） ──→ （熱）
```

陽明病・白虎湯証において，胃熱のために外殻（肌・肉）は熱を帯び，悪寒はなく悪熱となる。柔痓の場合にはその特殊な病理機序により胃熱ではなく筋・肉が熱を持ち，その熱が肌・皮に及んで「不悪寒」なのである。

一方，剛痓は，皮に寒邪が外束したまま残存し，風邪が肌から筋・肉の深さまで侵入するので，「無汗」「反悪寒」する。

これらの病理機序の違いが柔痓と剛痓の違いとなる。

```
柔痓
    第一段階    風寒邪または風温邪────→肌
    第二段階    寒邪または風邪化熱────→筋・肉に侵入

剛痓
    第一段階    風寒邪────→皮・肌
    第二段階    寒邪　────→皮を外束
              風邪　────→筋・肉に侵入
```

◆反悪寒について

参考条文
第1条　太陽之為病，脈浮，頭項強痛而悪寒。
第3条　太陽病，或已発熱，或未発熱，必悪寒，体痛，嘔逆，脈陰陽俱緊者，名為傷寒。
第31条　太陽病，項背強几几，無汗，悪風，葛根湯主之。
第35条　太陽病，頭痛，発熱，身疼，腰痛，骨節疼痛，悪風，無汗而喘者，麻黄湯主之。

一般的な風寒邪による太陽病は，「発熱，無汗，必悪寒」する。しかし柔痓，痓病いずれにしても，その病因は強い風邪にあるので，たとえ寒邪を伴っていても，病のごく初期において，わずかの時期（一瞬）「悪寒」するのみである。風寒邪はすぐに化熱して，浅い部位の皮・肌から深い部位の筋・肉へと侵入し，筋・肉において邪正闘争をくりひろげる。そのときには風寒邪はすでに皮・肌にはない。したがって柔

痙，痙病には「悪寒」はない（痙病の場合は一部の邪が裏に侵入することもある）。しかし剛痙は特殊であり，寒邪が皮を外束したまま風邪が肌から筋・肉に侵入するので，「悪寒」する。この点が他の痙病一般とは異なっているので，「反悪寒」と述べているのである。

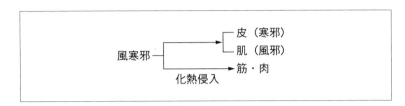

◆痙病の脈について

「夫痙脈，按之緊如弦，直上下行」（第9条）より，痙病の脈は沈・弦・緊で，寸から尺まで同様に触れる脈であることがわかる。「反伏弦者痙」（第8条）も同様の脈をいっている。また痙病を誤発汗した結果，「其脈如蛇」（第7条）となるが，この脈も沈，弦，緊，直上下行に近い脈と考える。したがっていわゆる痙病の典型的な脈は，沈，弦・緊が寸から尺まで見られるものと考える。

第1条，第2条をみると剛痙，柔痙の脈については特に記載はない。しかし「太陽病」で始まっているので，太陽病の脈を呈するはずである。つまり，浮脈であり，浮緊・浮緩などの脈となる。同じく「太陽病」で始まる栝楼桂枝湯証は，浮脈ではなく沈脈を呈するので「反」の字をつけて「脈反沈遅」としている。これをみても剛痙，柔痙の脈は，太陽病に相当する浮脈であることがわかる。「太陽病，発熱脈沈而細者，名曰痙，為難治」（第3条）の条文も，「脈沈而細」であり，太陽病の典型的な脈を呈さないことを示している。

条文解説
金匱・痙湿暍病脈証第二
　第13条　太陽病，無汗，而小便反少，気上衝胸，口噤不得語，欲作剛痙，

葛根湯主之。
「太陽病で無汗，小便はかえって少なく，衝気が胸を突き上げ，口がこわばってしゃべることができないのは，剛痙になろうとしているからである。葛根湯がこれを主る。」

　太陽病ではあるが，風寒邪が皮・肌のみではなく筋・肉の深さまで至っている。寒邪が皮・皮腠を外束しているので，皮腠は閉じて「無汗」である。肌・筋・肉には風邪が存在する。邪正闘争のために鼓舞された胃気は，主として脈外の衛気，肌気として外殻に出て行くが，風邪が存在し，皮腠が閉じて，小便も少ないため，正常に運行できず，湿に変化する。そして湿は肌・筋・肉への気津の供給を阻害して，筋・肉はこわばる。頭顔部の中でもとりわけ筋肉が多く，しゃべったり，咀嚼のためによく動かす口の周りの筋肉（絡が豊富）が，湿のために脈外の気の供給を阻まれて口をあけてしゃべれない（「口噤不得語」）。皮腠が閉じ，外殻全体に湿があるため，皮・肌の還流が悪化し「小便反少」となる。この病態が進行すると，口の周りだけでなく，項背部の筋・肉も気津の供給を阻まれて，「剛痙」を発することになる。

処方解説
　麻黄・桂枝，葛根・桂枝にて，皮気，脈中の営血，脈外の気，肌気を推進し，麻黄・芍薬，葛根・芍薬にて皮，肌の還流をはかる。その結果，湿を去り，気津の不足したところに気津を供給し，「欲作剛痙」は治癒する。大棗，甘草，生姜で胃の気津を守り，供給する。

　湿による「欲作剛痙」に対して葛根湯を用いるのであるが，「剛痙」になったらいかなる処方を用いるのであろうか？
　この痙病は湿が脈外の気津および肌の気津の流れを阻んで生じる病態なので，朮，薏苡仁などを加えればよいと考える。脈中の営血，脈外の気をさらに推進するには，附子を加える。
　また，湿と風によるものではなく，外風，内風が相搏って剛痙を発したものは，葛根湯に熄風薬（例えば全蝎，蜈蚣，地竜，白僵蚕）を加えるとよいと考える。

桂枝加葛根湯

条文

第14条　太陽病，項背強几几，反汗出悪風者，桂枝加葛根湯主之。
　　方　葛根四両　芍薬二両　生姜三両切　甘草二両炙　大棗十二
　　　　枚擘　桂枝二両去皮
　　　　上六味，以水一斗，先煮葛根，減二升，去上沫，内諸薬，
　　　　煮取三升，去滓，温服一升。覆取微似汗，不須啜粥，余
　　　　如桂枝法将息及禁忌。

（宋版傷寒論における桂枝加葛根湯の処方内容は，葛根湯と全く同じであるが，桂枝加葛根湯は桂枝湯加葛根という説もあり，そちらを採用した。）

条文解説

第14条　太陽病，項背強几几，反汗出悪風者，桂枝加葛根湯主之。
　　　　「太陽病で項背がこわばり，かえって汗が出て悪風する者は，
　　　　桂枝加葛根湯がこれを主る。」

　桂枝加葛根湯証は桂枝湯証と異なり，風邪が肌のみではなく筋・肉の深さにまで侵入しているが，葛根湯証のように寒邪が皮を外束していないので，腠理は閉ざされず「反汗出」する。肌邪もあるが，主として筋・肉に風邪が存在し，邪正闘争が惹起され，熱をもち，筋・肉への津液の供給が減少し，体の上部に存在する大きな筋・肉がこわばる（「項背強」）。肌・筋・肉における邪正闘争のために，胃気は脈外および肌に振り向けられるので，皮気は減少する。そのため「悪風」が起こる。

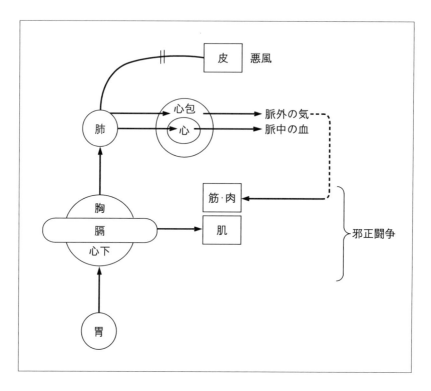

処方解説

　桂枝加葛根湯は，処方的には葛根湯から麻黄を去ったものであり，桂枝，芍薬は二両で，葛根湯と同じ量である。

　葛根四両，桂枝二両にて胃の気・津，とりわけ津液を脈外の気および肌気から筋・肉に供給する。大棗，生姜，甘草は胃気を鼓舞し守る。葛根四両は胃津を生じさせ，それを脈外の気，肌気へと供給する力が強いので，一般の桂枝湯のように，服用後に熱粥を食べて胃気の鼓舞を助ける必要はない（「不須啜粥」）。

栝楼桂枝湯

条文

> 金匱要略・痙湿暍病脈証第二
> 第12条　太陽病,其証備,身体強,几几然脈反沈遅,此為痙。栝楼桂枝湯主之。
>
> 　　方　栝楼根二両　桂枝三両　芍薬三両　甘草二両　生姜三両　大棗十二枚
>
> 　　上六味,以水九升,煮取三升,分温三服,取微汗。汗不出,食頃啜熱粥発之。

条文解説

金匱要略・痙湿暍病脈証第二

第12条　太陽病,其証備,身体強,几几然脈反沈遅,此為痙。栝楼桂枝湯主之。

「太陽病の症状があり,身体がこわばるもので,脈がかえって沈,遅であるものは痙病である。栝楼桂枝湯がこれを主る。」

一般の太陽病・桂枝湯証は,風邪は肌に存在している。しかし栝楼桂枝湯証は,太陽病であっても痙病であり,邪の存在場所が桂枝湯証とは異なっている。肌に侵入した風邪は,肌から筋・肉の深さまで侵入し,主として筋・肉において邪正闘争が惹起され,筋・肉は燥き熱を持つ。病理変化の結果として生じた熱は,肌・筋・肉から膈・心下に伝わり,膈の出入,心下の昇降に異常を来す。

```
風邪→肌→筋・肉
　　　肌・筋・肉の熱→膈（出入失調）→心下（昇降失調）
```

膈の出入機能，心下の昇降機能が失調すると，胃気は上・下方へつながなくなる。

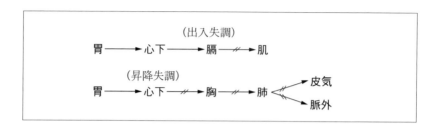

　胃気が心下の昇降不利，膈の出入不利のため，脈外の気，肌気に供給されなくなるので，外殻の筋・肉は広い範囲にわたって津液が不足する。さらに筋・肉に風邪が存在し，邪正闘争が起こっているので，筋・肉における津液不足は深刻となる。結局，筋・肉における風邪の存在と，肌津，脈外の津の供給不足により，筋・肉は燥き，全身はこわばり「身体強」（＝痙）を生じる。ただし胃津は不足しているわけではない。胃津は充分にあるが，胸・膈・心下の昇降出入不利のために，胃津が筋・肉に供給されず，有効に使われないのである。

　胃気が外殻・肌に出られないので「脈沈」，脈外の気につながらず，脈外の気が減少するために「脈遅」を呈す。また皮気が減少して「悪風」となる。

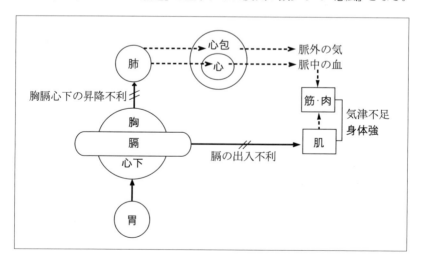

処方解説

　栝楼桂枝湯の特殊性を示す栝楼根が，わずか二両しか入っていないのがこの処方の特徴ともいえる。「太陽病，其証備」は太陽病・中風証の桂枝湯と同様の症候であるが，「身体強」と「脈反沈遅」は異なっている。この「身体強」「脈反沈遅」という特殊性に対して，栝楼根二両で対応している。柴胡桂枝乾姜湯には栝楼根四両が入っているが，この栝楼根四両は胃または胸を潤すために必要なのである。したがって二両の栝楼根は，潤すというより，むしろある部分の調節を行っていると見たほうが妥当である。結論をいうと，二両の栝楼根は膈の出入を調整しているのであり，胃津を補っているのではない。そして桂枝，芍薬は心下の昇降失調に対応している。筋・肉および肌に存在する風邪に対しては，桂枝湯に栝楼根を加えて肌気および脈外の気を推進し，腠理から外泄する。

桂枝加葛根湯との比較

　　栝楼桂枝湯　　栝楼根二両　桂枝三両　芍薬三両　甘草二両
　　　　　　　　生姜三両　大棗十二枚
　　桂枝加葛根湯　葛根四両　桂枝二両　芍薬二両　甘草二両
　　　　　　　　生姜三両　大棗十二枚

　栝楼桂枝湯は桂枝湯に栝楼根二両を加えたものである。
　桂枝加葛根湯は桂枝湯の桂枝，芍薬を二両に減じ，葛根四両を加えたものである。
　（参考：柴胡桂枝乾姜湯の栝楼根は四両。）

［参考］

　大承気湯を与える痙病と栝楼桂枝湯が主る痙病は，一定の共通性がある。柔痙，剛痙は外殻に風邪が存在し，その病理変化も外殻に留まるものであるが，痙病は風邪が外殻あるいは外殻と裏に存在し，病理変化も外殻と裏にまたがって生じている。
　大承気湯で治療する痙病は，風邪が表裏にまたがって存在し，またその

病理変化も表裏にまたがって現れる。ただし病邪の主体，病理変化の主体は外殻にある。そのために「可与大承気湯」である。もし病邪の主体が胃に存在するのであれば，「大承気湯主之」となるはずである。痙病は大承気湯の正証ではないが，大承気湯の力を借りて，裏邪，裏証のみでなく，外殻の邪および外殻の病理変化にも対応しているのである。

葛根黄芩黄連湯

条文

> 第34条　太陽病, 桂枝証, 医反下之, 利遂不止, 脉促者, 表未解也。喘而汗出者, 葛根黄芩黄連湯主之。
>
> 　方　葛根半斤　甘草二両炙　黄芩三両　黄連三両
> 　　　上四味, 以水八升, 先煮葛根, 減二升, 内諸薬, 煮取二升, 去滓, 分温再服。

条文解説

第34条　太陽病, 桂枝証, 医反下之, 利遂不止, 脉促者, 表未解也。喘而汗出者, 葛根黄芩黄連湯主之。

「太陽病, 桂枝湯証を誤下し, 下痢が止まらなくなった。脈が促のものは, 表証がまだ残っており, なおかつ邪が内陥したものである。喘して汗が出るものは葛根黄芩黄連湯が主る。」

　太陽病・桂枝湯証, すなわち風邪が腠理から直接肌の衛分に侵入した病症に対して, 誤下を行い, 下痢が止まらなくなり, 脈は促を呈する。桂枝湯証を誤下したのであるが, 肌表に邪は未だ残存し, 一部の邪は肌から筋・肉へ侵入し, 一部の邪は肌から心下を経て, 膈や小腸に内陥する。

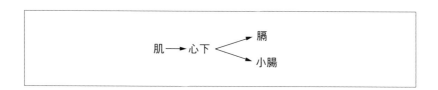

　誤下による下痢は, 下剤の影響が消失すれば普通は自然に止むはずであるが, この証の「利遂不止」は邪が膈・小腸に内陥したために, 小腸の分別作用が失調して, 遂に下痢が止まらなくなる。

① 誤下による下痢 ──▶ ② 邪の内陥による下痢

　また誤下により上焦（肺・胸）の気が下陥し，一時的に上焦の気は虚してしまい，肺の宣散粛降に異常を来し，「虚喘」を呈す。

　誤下による肺・胸気の虚にもかかわらず，肺は浅く早い呼吸により，胃気（正気）を外殻に供給し，邪正闘争を担おうとする。しかし胃気のしっかりしたバックアップがないので，宣散粛降の頻度だけは増すが，実体としての宣散粛降は失調し，正気を外殻に送り出せないばかりか，自ら喘を呈することになる。

　誤下に続いての下痢により，胃津は消耗し，外殻（肌・筋・肉）の津液は不足する。肌表に邪が残存し，それに対して肺の宣散粛降は異常に亢進（頻回の浅く早い，一種のモーターのカラ回りに近い状態）するために，肺気は心包にスムーズにはつながらず，脈は促，すなわち「数而時止」を呈す。もともと桂枝湯証には「自汗」があるが，この証においては肌表に邪が残存しているために「汗出」があるのではない。上焦肺気の虚は，皮腠の開闔失調を惹起し，その結果として皮腠は開いて「喘而汗出」する。

◆促脈について

　参考条文
　　① 第34条　太陽病……脈促者，表未解也。
　　② 第140条　太陽病，下之，其脈促，不結胸者，此為欲解也。
　　③ 第349条　傷寒脈促，手足厥逆，可灸之。

①「表未解」の促脈
第21条　太陽病，下之後，脈促，胸満者，桂枝去芍薬湯主之。
第34条　太陽病，桂枝証，医反下之，利遂不止，脈促者，表未解也。
　　　　喘而汗出者，葛根黄芩黄連湯主之。

　両条ともに太陽病を誤下し，胸・肺の気が下陥して（胸気が虚して昇降出入が不利，肺気が虚して宣散粛降が不利），「胸満」「喘」を生じている（虚満，虚喘）。しかも誤下した後も太陽の邪は，ほとんどが表に留まっている。両条における「脈促」は「表未解」を示すもの

である。もし太陽病を誤下した後も，まだ邪が表に留まり，さらなる人体側の陰陽失調を来していないなら，脈は始めと同じく浮を呈するはずである。したがって「脈促」を呈するものは，誤下した後「表未解」ではあっても，新たに一定の陰陽失調，人体側の気機の失調が加わったものであるといえよう。

　誤下により一時的に胸・肺の気が虚してしまってはいるが，表邪に対して邪正闘争をなんとか展開しようと頑張っている。つまり一時的に虚してしまった胸・肺は，しっかりした胃気のバックアップを得られないままに，一種のカラ廻りに近い状態で，表邪に対抗しようと努力しているのである。しっかりした胃気がバックアップされないまま，肺の宣散粛降を早くして，浅くて早い呼吸をすることにより，表邪を追い出そうとするが，力不足によって表邪は残存したままである。胃気のバックアップの少ない，浅い早い呼吸による肺の宣散粛降のため，肺気も心包の気にうまくつながらず，「数而時止」の促脈を呈するのである。促脈は，誤下した後も表邪が残存していることを示す脈であると同時に，誤下した後，肺・胸・胃の気が下陥し，虚した肺は胃気のバックアップを受けられないまま，それでも表邪に向かって邪正闘争を担おうと，一定の非効率性をかえりみず，頻回に宣散粛降を行っていることを示している。したがって胃気のバックアップを受けることが可能になれば，すぐに正常な宣散粛降機能が回復し，表邪を駆逐することが可能となる。

```
胃気鼓舞　　　　　　　　━━▶　肺の正常な宣散粛降　　━━▶　脈浮数
胃気バックアップなし　━━▶　肺の浅く早い宣散粛降　━━▶　脈促
```

　治療は，下陥し虚した胸・肺に対して葛根，桂枝，生姜などを使用し，胃気を胸・肺に供給することである。

② 「此為欲解」の促脈
　第140条は誤下した後，表邪は内陥せず表に留まっているが，胃気は

消耗せず，むしろ積極的に外殻（皮気・脈外の気・肌気）に多量に供給される（誤下に対する一種のリバウンド状態）。肺は，宣散能力の限界近くまで胃気の供給を受けるので，時に肺の宣散能力はオーバーしてしまう。つまり肺から心・心包へも胃気がどんどん供給されるのであるが，一瞬肺の宣散能力を越えたとき，肺気は心包につながらず，「脈数而時止」となる。

　　これは第208条の大承気湯の病理機序に近い。これ以上胃気が肺に供給されると，次は脈促から脈遅になる可能性がある。以上のごとく，肺の宣散能力の限界近くまで胃気が鼓舞され，外殻に向かうので，表邪は正気により駆逐される。

③「手足厥逆可灸之」の促脈
　　第349条は胃・腎の陽気の不足した状態で，手足の「厥逆」がある。胃気の不足を代償するごとく，心・心包は積極的に拍動を行い，脈は数を呈す。胃気の不足を心・心包の代償的亢進により補填し，四肢末端まで営血，脈外の気を送ろうとする。しかし胃気の不足のために，時には肺の宣散が心包につながらず，「数而時止」の促脈を呈する。とりあえず灸で治療するが，最終的には胃・腎の陽気を鼓舞し，バックアップする治療が必要となろう。
参考条文
　　第285条　少陰病，脈細沈数，病為在裏，不可発汗。

処方解説
　多量の葛根（半斤＝八両）にて下記のことを解決する。
　① 胃気を心下→肌へと張り出させて，肌邪を腠理から駆逐する。（去邪）
　② 胃気を上方の肺，外方の肌へ推進することにより，下向きのベクトルを有する「痢」を治療する。（止痢）
　③ 胃津を生じさせ，肌に張り出させることにより，肌を潤す。（生津）
　④ ②と同じく，胃気を脈外の気に供給し，肉・筋にある風邪を駆逐する。
　黄連三両で小腸の熱を，黄芩三両で膈の熱を清す。また炙甘草二両にて守胃する。

葛根黃芩黃連湯

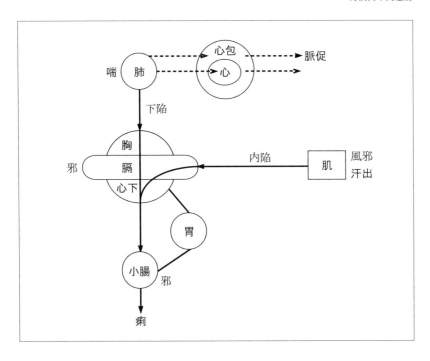

奔豚湯

条文

金匱要略・奔豚気病脈証治第八
　第3条　奔豚，気上衝胸，腹痛，往来寒熱，奔豚湯主之。
　　　　方　甘草　芎藭　当帰各二両　半夏四両　黄芩二両　生葛五両　芍薬二両　生姜四両　甘李根白皮一升
　　　　　　上九味，以水二斗，煮取五升，温服一升，日三，夜一服。

参考条文
　第172条　太陽与少陽合病，自下利者，与黄芩湯。若嘔者，黄芩加半夏生姜湯主之。
　　　　方　黄芩加半夏生姜湯　黄芩三両　芍薬二両　甘草二両炙　大棗十二枚擘　半夏半升洗　生姜一両半一方三両切
　　　　　　上六味，以水一斗，煮取三升，去滓，温服一升，日再，夜一服。

条文解説

金匱要略・奔豚気病脈証治第八
　第3条　奔豚，気上衝胸，腹痛，往来寒熱，奔豚湯主之。
　　　　「奔豚病で，気が胸に向かって上衝し，腹痛し，往来寒熱するものは，奔豚湯がこれを主る。」

　奔豚湯の処方内容は黄芩加半夏生姜湯に当帰，川芎，葛根，李根皮を加え，大棗を去ったものといえる。
　膈に熱があり膈の出入不利（開閉不利），心下に飲があり胸・膈・心下の昇降不利がある。膈が閉じ，心下の飲が胃気の上昇を妨げると，胃気は外に出られず，上にも昇れず，肺の宣散は失調し，皮気は減少し「悪寒」する。そのため胃気は過剰に下方の腎に向かい，腎の気化作用の限度を越

え，腎から胸に向かって上衝する（「奔豚」）。膈の熱は血室に広がり，血室の血を停滞させ「腹痛」する。膈が開くと，胃気はいっぺんに肌に向けて過剰に外出し，今度は「発熱」する。

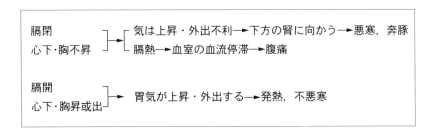

処方解説

　黄芩湯で膈熱を清し，小半夏湯で膈・心下の飲を治す。葛根にて，胃気をとりあえず上方の肺・心包・心，および外方の肌に運び，胃気が腎に過剰に注ぐことを妨ぎ奔豚を治す。李根皮は，腎から上衝する奔豚の気を下げる。

　黄芩，川芎，当帰，芍薬にて膈から伝わった血室の熱を清し，血をめぐらせて腹痛を治す。

　腹痛は膈の熱によっても起こり得る。第96条の小柴胡湯証「或腹中痛」を参考にすればよい。しかし単純に膈熱による腹痛であれば，処方中の黄芩により対処できる。

　奔豚湯の腹痛は，膈熱が血室に伝わり，血室も熱をもち，血室の血がめぐりにくくなって起こる腹痛なので，川芎，当帰，芍薬にて，直接血室の血をめぐらせることにより治す。

竹葉湯

条文

金匱要略・婦人産後病脈証治第二十一
　第9条　産後中風,発熱,面正赤,喘而頭痛,竹葉湯主之。
　　　　方　竹葉一把　葛根三両　防風　桔梗　桂枝　人参　甘草各
　　　　　　一両　附子一枚炮　大棗十五枚　生姜五両
　　　　　　上十味,以水一斗,煮取二升半,分温三服,温覆使汗出。
　　　　　　頸項強,用大附子一枚,破之如豆大,煎薬揚去沫,嘔者,
　　　　　　加半夏半升洗。

条文解説

金匱要略・婦人産後病脈証治第二十一
　第9条　産後中風,発熱,面正赤,喘而頭痛,竹葉湯主之。
　　　　「産後中風で発熱し,顔が赤く,喘して頭痛するものは竹葉湯
　　　　がこれを主る。」

　産後,気血の不足がある状態で,風邪を感受する(「中風」)。産後の気血不足のため皮腠がしっかり閉じられていないので,風邪は皮の衛分を突破し,肌肉の衛分に侵入する。産後で虚しているとはいっても,邪正闘争を担うための胃気の鼓舞は可能である。鼓舞された胃気により発熱するが,肌の風邪を駆逐するには至らない。胃気の守胃機能が衰えているため(産後の気血不足のため,胃気が一定虚している),鼓舞された胃気は一部肌および脈外の気として邪正闘争に振り向けられるが,多くは直達路を経由して頭顔部へ向かい,「面正赤」「頭痛」を来す。鼓舞された胃気の一部は肌に,多くは頭顔部へ向かうため,上方肺,あるいは下方腎へはほとんど行かない。肺・胸の気は不足し,肺の宣散粛降作用が失調する。

　胸気の不足は,胸気の昇降出入に異常を来し,胸気は滞り,胸の気津が変化して,痰を形成する。肺の宣散粛降作用の失調と胸中の痰のために

「喘」が起こる。

脈外の気，脈中の営気，前後通の皮気がともに不足する。脈外の気の不足は筋・肉を養えず，著しい場合は，頸頭部の筋の津液不足を来し，「頸項強」となる。条文中には記載されていないが，前後通の皮気の不足があるために，腠理は開いており，「自汗」している可能性が大きい。また「悪寒」「悪風」も存在するであろう。

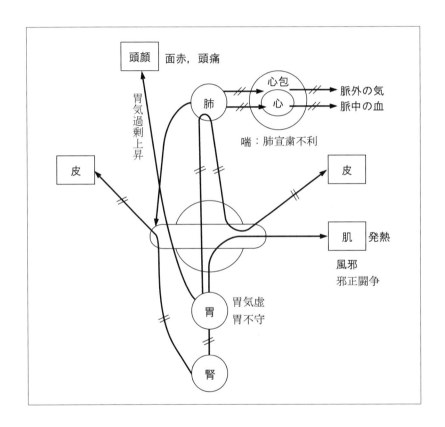

処方解説

竹葉が主薬となっており，降気の目的で使用され，「面正赤」「頭痛」の原因となっている胃気の過剰な上昇を治す。また桔梗を使用し，胸気不利により生じた痰を治す。産後の虚による守胃機能の失調のために，胃気は

制約を受けず，直達路を過剰に上昇する。胃気の上昇の程度は，「面正赤」「頭痛」からみて少なからざる量と考えられるが，その本体は胃気の虚にあるために，降気にて胃気が損なわれないように，石膏ではなく竹葉を使用している。

また人参一両，甘草一両，大棗十五枚は守胃のために使用される。葛根三両，生姜五両にて，肌肉の風邪を外散させる。桂枝，防風は，その作用を補助する。

処方中に桂枝去芍薬加附子湯（ただし桂枝一両）が含まれる。竹葉湯証における「喘」は肺・胸の気虚，およびそのために生じた胸痰による虚喘であり，これは桂枝去芍薬加附子湯の症状「胸満，微悪寒」にその病理は近い。肺気虚による宣散粛降作用の失調があるので，その喘に対して麻黄は使用できない。また芍薬も使用されるべきではない。桂枝一両，附子一枚，生姜五両，防風一両にて胃気を肺へ引き上げ，肺気を充実させ，肺の宣散粛降機能を改善し，脈中・脈外の気および前通の衛気につなげる。附子はまた腎気を鼓舞し，後通の衛気を皮に張り出させる。なお胸・肺の気虚のため胸・肺の昇降は失調して「喘」するのであるが，そのために生じた胸中の痰は，ますます「喘」を悪化させる。

前述したごとく，竹葉，桔梗にて胸中の痰を化し，降ろす。竹葉湯においては，痰は「喘」の主たる原因ではない。あくまでも胸・肺の気虚がその原因である。したがって胸中に痰があるといっても，例えば小陥胸湯などを用いて化痰を行う必要はない。軽く化痰降気する意味での竹葉，桔梗である。

また古代においては産後は「痙病」に比較的なりやすかった。産後の気血津液の不足により，風邪は肌から筋・肉の深さまで達する危険がある。風邪が肌に存在し，邪正闘争を展開すれば，いわゆる「中風証」であるが，風邪が筋・肉の深さまで達すると「痙病」を惹起する可能性がある。この竹葉湯証においては脈外の気津が不足し，頸項部の筋・肉を養わず，すでに「頸項強」を来している。そこで痙病に移行するのを防止する意味で，葛根に加えて大附子一枚を使用して，胃気を脈外の気津に導き，風邪の筋・肉への侵入による疼痛を未然に阻止する。

小青竜湯

条文

傷寒論
　第40条　傷寒, 表不解, 心下有水気, 乾嘔, 発熱而咳, 或渇, 或利, 或噎, 或小便不利, 少腹満, 或喘者, 小青竜湯主之。
　　　方　麻黄去節　芍薬　細辛　乾姜　甘草炙　桂枝去皮各三両　五味子半升　半夏半升洗
　　　　上八味, 以水一斗, 先煮麻黄減二升, 去上沫, 内諸薬, 煮取三升, 去滓, 温服一升。
　　　　若渇, 去半夏, 加栝楼根三両。
　　　　若微利, 去麻黄, 加蕘花, 如一鶏子, 熬令赤色。
　　　　若噎者, 去麻黄, 加附子一枚, 炮。
　　　　若小便不利, 少腹満者, 去麻黄, 加茯苓四両。
　　　　若喘, 去麻黄, 加杏仁半升, 去皮尖。
　　　　且蕘花不治利, 麻黄主喘, 今此語反之, 疑非仲景意。

　第41条　傷寒, 心下有水気, 咳而微喘, 発熱不渇。服湯已, 渇者, 此寒去欲解也, 小青竜湯主之。

金匱・痰飲咳嗽病脈証併治第十二
　第23条　病溢飲者, 当発其汗, 大青竜湯主之, 小青竜湯亦主之。
　第36条　咳逆倚息, 不得臥, 小青竜湯主之。

金匱・婦人雑病脈証併治第二十二
　第7条　婦人吐涎沫, 医反下之, 心下即痞, 当先治其吐涎沫, 小青竜湯主之。涎沫止, 乃治痞, 瀉心湯主之。

金匱・肺痿肺癰咳嗽上気病脈証治第七
　第14条　肺脹, 咳而上気, 煩躁而喘, 脈浮者, 心下有水, 小青竜

　　　　　加石膏湯主之。
　　　方　麻黄　芍薬　桂枝　細辛　甘草　乾姜各三両　五味子
　　　　　半夏各半升　石膏二両
　　　　　上九味，以水一斗，先煮麻黄，去上沫，内諸薬，煮取三
　　　　　升，強人服一升，羸者減之，日三服，小児服四合。

総論

　小青竜湯は，①傷寒（急性疾患）と　②雑病（慢性疾患）の両方に使用される。傷寒論第 40 条，第 41 条は傷寒について述べ，金匱要略・肺痿肺癰咳嗽上気病脈証治第七，痰飲咳嗽病脈証併治第十二は雑病について述べている。

傷寒の小青竜湯証

　傷寒論第 40 条および第 41 条の症候を図示する。

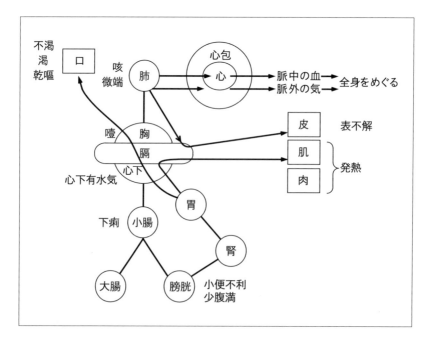

小青竜湯証は，外邪を感受する前から桂枝湯証と同様に胃・腎の気はやや不足しており，そのために胃中に飲を生じる。胃気の不足，胃中の飲のために守胃機能が失調し，胃飲は心下に押し上げられ，心下に飲の貯留を見る（「心下有水気」）。そして心下は飲のために出入が不利し，肌の還流が悪化し，肌に湿を生じる。これをまとめると，次のようになる。

外感を被る前にすでに内部的陰陽失調があり，
① 胃気・腎気の軽度の不足。
② 守胃機能の失調。
③ （胃）心下に飲が貯留→心下の出入不利。
④ 肌に湿（軽度のこともある）が存在。

　①〜④で最も重要なものは，③の「心下有水気」である。心下の飲は存在するが胃中の飲は，存在する場合と存在しない場合がある。このような状態で寒邪の侵襲を受けると，寒邪は皮腠を外束し，皮腠は閉じて汗は出ない（「表不解」）。邪正闘争のために鼓舞された胃気は，肌気・脈外の気として外出するが，皮腠は閉じられているため，肌・肉に鬱熱を生じる（「発熱」〈胃気は軽度に虚しているが，邪正闘争を担えないほどではない〉）。ただし肌には湿が存在しているため，鬱熱の程度は麻黄湯証，大青竜湯証のごとくには甚だしくはならない。発熱により胃気はさらに消耗し，胃中および心下の飲は増大し，守胃機能も失調する。守胃機能の失調のため胃気は上逆し（「乾嘔」），心下の飲のため胸・膈・心下の昇降が不利し，肺の宣散粛降も失調し「咳」あるいは「喘」となる。また肌湿のために肌の気津の巡りが悪化し胃津が口に供給されにくくなり「或渇」となる。胃気が小腸を養わず，また心下の飲が小腸に流入すると，小腸の分別作用が失調し「或利」となり，胃気が腎気を養わず，腎の気化作用が失調し，膀胱の開闔が不利すると，「或小便不利」「少腹満」が生じる。また肺の粛降作用と腎の固摂（納気）作用が協調できず「或噎」を生じる（この機序については後述する）。

金匱要略における小青竜湯証

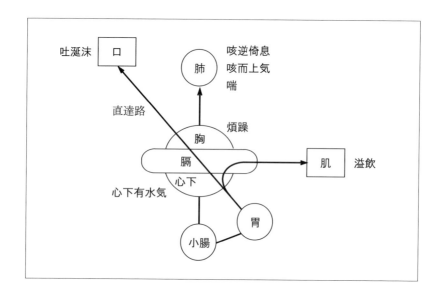

　金匱要略の小青竜湯は，基本的には心下に飲が存在し，心下の出入不利と胸・膈・心下の昇降出入不利があるため，上記のような症状が生じている。

　傷寒論の小青竜湯証のように外感の存在（寒邪外束）はないが，内部の陰陽失調が拡大し，病理となったものといえよう。したがってその病理機序は，外感の部分を除いては，ほとんど傷寒論の小青竜湯証と同様であるので，後述する条文解説を参照されたい。

肺の粛降についての復習

① 第一粛降　　肺 ——→ 心下

② 第二粛降　　心下 ——→ 小腸 ＜ 膀胱 / 大腸

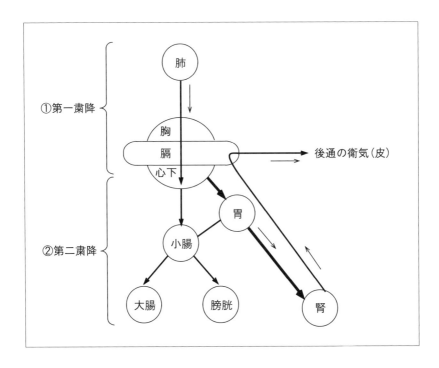

　胃気の腎への供給は，結果的には肺の粛降を助けることになる。小青竜湯，苓甘姜味辛夏仁湯などにおいて，細辛は腎の気化を高め，腎気を後通の衛気として皮に外達させることにより，胃気を腎に引き下げ，肺の粛降を促す。

◆腎の納気作用について

　腎の作用の中で，最も大切な作用は気化作用である。腎はその気化作用を五臓六腑，各器官，組織に及ぼしている。膈より上にある心・肺は，ダイナミックな運動によって人体の気・血・津の運行を行っている。一方，膈より下にある腎は，一見スタティックな気化作用を行う。例えば，津液→尿，汗・津液→血などである。

　腎はまた固摂作用を有しており，例えば大小便が出すぎないように排泄を調節している。この腎の固摂作用が呼吸に対して発揮されると，納気作用となる。

　肺の粛降作用と腎の納気作用は，協同して呼吸に関係している。呼吸とは，呼気と吸気の繰り返しであるが，この呼気と吸気，吸気と呼気の間に停止相があり，呼気―停止相―吸気―停止相―呼気……と続く。この中の特に吸気の次につながる停止相が，腎の固摂作用の発揮であると考える。これを納気作用と称する。

```
    吸気 ──────── 停止相 ──────── 呼気
                腎の納気作用
```

　肺は五臓の中で最上部に存在し，華蓋と称せられる。一方，腎は最下部に位置する。人体の気の運動として最も重要なものに昇降出入があるが，このダイナミックな運動に直接的に関わっているのが，呼吸―肺の宣散粛降と膈の上下運動である。この昇降出入という拮抗するベクトルを持った気の運動は，バランスよく調節される必要がある。呼吸は呼気のみ，あるいは吸気のみでは成立しえない。呼気と吸気がバランスをとってはじめて呼吸は正常に行われる。このために吸気―停止相，つまり腎の納気作用は，呼吸が正常に行われるためには不可欠となる。これにより肺の粛降が正常に行われるのである。

　この腎の納気作用を助ける生薬は，酸味を有する五味子，山茱萸な

どであり，同時に腎の固摂作用，胆の収斂作用を有している。これら五味子，山茱萸などは，いわゆる粛降薬である杏仁，葶藶子，石膏，大黄などと区別して使用されるべきである。

呼吸の参考

　道教や中国武術における呼吸法は，鼻から吸った息を下丹田（臍下５〜10cm）に吸入する。確かにそのような方法にて呼吸を行うと，臍下はふくれ，あたかも吸気が下丹田に入ったように思える。しかしこれは気を落ち着け，重心を低くし，安定した動きをするための一種のイメージトレーニングであり，この面においては効果を発揮するが，漢方医学における呼吸の生理とは少し異なっているので混同してはならない。

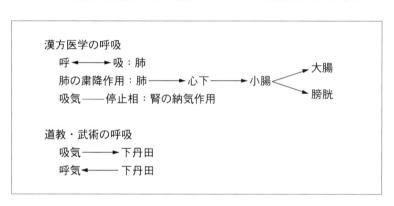

呼吸と胆・膈との関係

胆斂—膈収縮	胆疏—膈弛緩
心収縮，脈収縮	心拡張，脈拡張
胃守	胃散（供給）
肝蔵血	肝疏泄（血）
腎閣	腎開
肺拡張	肺収縮

　◎肺は自ら収縮・拡張することはできない。

西洋医学的には，呼吸は横隔膜や肋間筋の収縮・弛緩によって行う。
　吸気（肺拡張）：横隔膜・外肋間筋収縮
　呼気（肺収縮）：内肋間筋収縮

漢方的には，
　吸気：胆斂 ── 膈収縮 ── 肺拡張 ── 粛降
　呼気：胆疏 ── 膈弛緩 ── 肺収縮 ── 宣散

したがって肺の収縮・拡張は，他の臓腑の収縮・拡張とは一見逆になっている。

各論

[心下有水気]

「心下有水気」は，傷寒論中の2条文と金匱要略4条文中の1条文，つまり6条文中の3条文に記載がある。条文中に「心下有水気」の記載のない3条文もこれについて否定的ではなく，むしろ肯定的と考えたほうが理解しやすい。

金匱要略・第十二第23条の「病溢飲者」において，表における機能失調が主たるものは大青竜湯証であり，内部における陰陽失調のあるもの，つまり「心下有水気」が主因となって「溢飲」を来したものは小青竜湯証となる。

大青竜湯証：皮・肌における気津の流れおよび腠理の機能の異常により，肌水が生じる。
小青竜湯証：表における気津の流れの異常は，大青竜湯証より軽いとしても，心下の水気が肌に外溢して「肌水」を呈する。また心下の水気は，肌の還流障害を引き起こし「病溢飲」となる。

同じく第十二第36条，「咳逆倚息，不得臥」は，心下の水気によっても生じ得る（もちろん心下の水気によらないものもある）。したがって心下

の水気に対しては，否定的ではない。

次に金匱要略・第二十二第7条「婦人吐涎沫，医反下之，心下即痞，当先治其吐涎沫，小青竜湯主之。涎沫止，乃治痞，瀉心湯主之。」について考える。

参考条文
　第156条　本以下之，故心下痞。与瀉心湯，痞不解。其人渇而口燥煩，
　　　　　小便不利者，五苓散主之。
　第378条　乾嘔吐涎沫，頭痛者，呉茱萸湯主之。

　第156条は誤下により「心下痞」を生じ，これに瀉心湯を与えても治癒しないものは，五苓散がこれを主治する。これは気痞ではなく心下に水気が存在するからである。
　第378条は「乾嘔」と「吐涎沫」がある。嘔吐は胃の内容物が口から吐出するのであるが，この条文は「乾嘔」で胃の内容物吐出を否定し，「吐涎沫」で，胃以外，つまり心下からの涎沫を示している。これは「心下有水気」の存在を示している。したがって全ての小青竜湯証に「心下有水気」は必ず存在すると考えてよい。しかし胃飲については存在する場合もしない場合もある。
　心下の飲の産生は，以下の三種による。
　① 胃の陽気の不足により，胃飲が生じ，これが心下に至る。
　② 肌湿が心下に還流し，心下の水気となる。
　③ 血中の津液が，心→肺から粛降され，心下に至り水気となる。

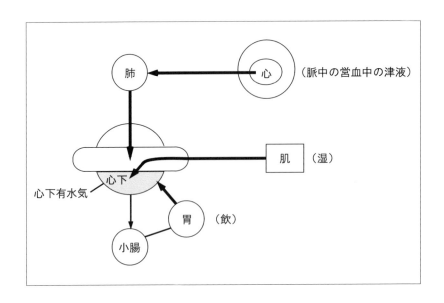

　結論としては，小青竜湯証において心下の飲は必ず存在するが，胃飲に関しては存在しない証もあり得る。

◆涎・唾について

参考条文
金匱要略
　臓腑経絡先後病脈証第一
　　第5条　………肺痿唾沫。
　中風歴節病脈証併治第五
　　第2条　……邪入於臓，舌即難言，口吐涎。
　肺痿肺癰咳嗽上気病脈証治第七
　　第2条　問曰，病咳逆，脈之，何以知此為肺癰。……時唾濁沫，……吐如米粥。
　　第5条　肺痿吐涎沫而不咳者，……必眩，多涎唾，甘草乾姜湯以温之。
　　第7条　咳逆上気，時時吐濁，但坐不得眠，皂莢丸主之。

第12条　咳而胸満，振寒，脈数，咽乾不渇，時出濁唾腥臭，久久吐膿如米粥者，為肺癰，桔梗湯主之。

第15条　「外台」炙甘草湯。治肺痿涎唾多，心中温温，液液者。

第17条　「千金」生姜甘草湯。治肺痿咳唾，涎沫不止，咽燥而渇。

第18条　「千金」桂枝去芍薬加皂莢湯。治肺痿吐涎沫。

第19条　「外台」桔梗白散。治咳而胸満，……時出濁唾腥臭，久久吐膿如米粥者，為肺癰。

五臓風寒積聚病脈証併治第十一

第2条　肺中寒，吐濁涕。

痰飲咳嗽病脈証併治第十二

第4条　水在肺，吐涎沫，欲飲水。

第31条　仮令痩人，臍下有悸，吐涎沫而癲眩，此水也。五苓散主之。

第37条　青竜湯下已，多唾口燥，……与茯苓桂枝五味甘草湯，治其気衝。

嘔吐噦下利病脈証治第十七

第9条　乾嘔，吐涎沫，頭痛者，茱萸湯主之。

第20条　乾嘔吐逆，吐涎沫，半夏乾姜散主之。

趺蹶手指臂腫転筋陰狐疝蚘蟲病脈証治第十九

第6条　蚘蟲之為病，令人吐涎，……甘草粉蜜湯主之。

婦人雑病脈証併治第二十二

第7条　婦人吐涎沫，医反下之，心下即痞，当先治其吐涎沫，小青竜湯主之。

『大漢和辞典』より

唾（ダ）

　①つば，つばき　②つばきする，つばはく　③叱りこばむ

┌ 唾盂（ダウ）：つばきを入れるつぼ ┐
│ 唾壺：唾を入れるつぼ　　　　　　 ├ 痰壺
└ 唾沫盒：痰壺　　　　　　　　　　 ┘

「著者注」唾は名詞（つば）と動詞（つばをはく）がある。唾盂，唾壺，唾沫盒が痰壺のことなので，痰（Spatum）の意味もあると考える。

涎（セン，ゼン，エン）
　①よだれ　②ねばり汁　③ほしがる　④つらなるさま
　涎沫：つばきやあわ

沫（バツ，マチ，マツ）
　①あわ　イ）水が気体を包含して水面に浮かび出る丸いもの。うたかた，みなわ。ロ）口辺に噴き出すよだれ，つばき。
　②ゆばな　③みずたま　④あわだつ　⑤水の高低のさま
　⑥あせを流す　⑦あせの流れるさま　⑧やむ
　⑨絵具の粉の名　⑩川の名

濁涕（ダクテイ）
　鼻汁，鼻液

◆金匱要略における涎・涎沫・涎唾・濁沫・濁唾・唾などについて

まず咳とともに吐するものとしては，以下の条文がある。
肺痿肺癰咳嗽上気病脈証治第七
　　第2条　　……咳逆。……肺癰。……<u>濁沫</u>。……吐如米粥。……
　　第7条　　咳逆上気，……<u>吐濁</u>，……
　　第12条　咳而胸満，……<u>濁唾</u>腥臭，……如米粥者，……
　　第17条　「千金」生姜甘草湯。治肺痿咳唾，涎沫不止，……
　　第19条　「外台」桔梗白散。治咳而胸満，……<u>濁唾</u>腥臭，……如米粥者，……

咳をして濁沫，濁，濁唾，咳唾を吐すのであるが，これらは現代医学的な痰（Spatum）に相当する。
　涎，涎沫は，第七第5条「吐涎沫而不咳者…多涎唾」あるいは第七第17条「千金」生姜甘草湯を除く他の条文より，むしろ咳とは直接関係ないことがわかる。また涎沫を涎唾と言い換えているので，涎沫と涎唾は同じものといえる。第七第17条「千金」生姜甘草湯「肺痿咳唾，

涎沫不止…」は咳とともに唾（痰）を吐き，咳とは関係なく心下から涎沫が口に上ってくると言っているので，この条文においては，唾と涎沫は違うものといえる。これらより唾は痰（Spatum）のみでなく，涎の別表現でもある。

さらに第十七第9条「乾嘔，吐涎沫……」，同第20条「乾嘔，吐逆，吐涎沫……」では，乾嘔・吐逆と吐涎沫は，別のものであることを示している。乾嘔・吐逆は，明らかに胃気の上逆によって起こっており，吐するものは胃の内容物である。

以上より，濁，濁沫，濁唾などは，痰（Spatum）に相当し，肺からのものである。そうすると，これらとは別のものである涎，涎沫，涎唾は，何を示しているのであろうか？

肺からでもなく胃からでもなく，口に上がってきて吐するものとして，心下の飲がある。傷寒論第40条および第41条の小青竜湯には「心下有水気」とあり，小青竜湯証には心下の飲が必ず存在する。それを踏まえたうえで，第二十二第7条「婦人吐涎沫……治其吐涎沫，小青竜湯主之。」を考えると，まさしく心下の飲が口に涎沫として上がってきているのが理解されよう。

以上より，涎，吐涎沫，吐涎唾は，胃や肺からではなく，心下から飲が口に上がってきているのである。わかりやすい例をあげると，飲酒が過ぎて気持ち悪くなったとき，実際に嘔吐する前に，どこからともなく口中に唾がこみあげてくることがある。これを漢方的に考えると，心下の飲が口中にあふれてきたものと考える。つまり「吐涎而後嘔吐」である。

[参考]

心下は病理的には飲の貯留しやすい（心下有水気）場所であるが，生理的には胃津をプールしておき，急に多量の津液が口中で必要となるとき（つまり食事の摂取時），直達路を通じて口中に供給する。

濁・濁沫・濁唾　：肺からの痰（Spatum）
乾嘔・吐逆・嘔吐：胃気の上逆（吐するものは胃の内容物）

涎・涎沫・涎唾　：心下の飲が口に上がってきたもの

唾：① 痰（Spatum）　　濁の字（＋）
　　② 涎　　　　　　　濁の字（−）
涎：ツバに近い透明なやや粘稠な性状のもので，小さい泡を有することもある。
濁：濁のついた語（濁，濁沫，濁唾）は，汚く濁った痰の意味であり，「腥臭」（生臭い）がしたりする。色は「如米粥」，つまり当時の玄米粥の色，黄色に近いものである。

条文解説

傷寒論

第40条　傷寒，表不解，心下有水気，乾嘔，発熱而咳，或渇，或利，或噎，或小便不利，少腹満，或喘者，小青竜湯主之。
　　「傷寒で表証が解せず，心下に水気のあるもので，乾嘔，発熱して咳があり，時により渇・下痢・噎・小便不利・少腹満・喘のあるものは，小青竜湯がこれを主る。」
　　（この条文における「或」以下の症状は，主症状ではなく副症状であり，あってもなくてもよい。）

第41条　傷寒，心下有水気，咳而微喘，発熱不渇。服湯已，渇者，此寒去欲解也，小青竜湯主之。
　　「傷寒で心下に水気が存在し，咳，微喘，発熱し，不渇のものは小青竜湯がこれを主る。小青竜湯を服し終わって後，渇するものは，胃・心下の寒飲がなくなって，治癒しようとしているからであり，小青竜湯がこれを主る。」

［噎（エツ）］

噎は広辞苑，大漢和辞典によると，むせぶ，むせる，のどがふさがるように感じるなどの意味である。呼吸は呼―停止―吸―停止の繰り返しであるが，噎とは吸気―停止へとつながる正常な状態が，吸気の途中で瞬間的

に停止し，肺の粛降が完徹不能となるものをいう。これは肺の粛降と腎の納気が協調できないからである。

　噎（エツ）：むせぶ　　噦（エツ）：しゃっくり，えずく

　第40条，第41条の病理機序は，総論で解説したのでここでは省く。要するに傷寒論における小青竜湯証は，もともと「心下有水気」に，寒邪が外束して生じたものである。

処方解説
　麻黄・桂枝で外束した寒邪を除く。麻黄は肺の宣散作用を高める。半夏・芍薬・麻黄・乾姜で心下の飲をさばき，麻黄・芍薬で肌湿の還流をはかる。また芍薬は，心下→小腸への粛降を促進し，二次的に肺→心下への粛降を助け，肺中の飲を心下に降ろす。また半夏・乾姜にて胃中の寒飲を除く。小青竜湯服用後「渇者」とは，半夏・乾姜などにより胃中の寒飲が除かれると，元来守胃機能は失調していたために胃津が外肌に追出され，胃中の津液不足の状態が露呈するからである。飲や湿の存在する場所では，生理的津液はむしろ不足していることが多い。炙甘草は，乾姜とともに胃気を助け，また守胃する。五味子は胆気の収斂，腎の固摂を高め，その結果として肺気の粛降に寄与する。
　小青竜湯証は，もともと胃気の腎への供給が不足し，一定の腎気不足が存在する。胃気が生理的に腎に下降しないことは，結果的には肺気の粛降にも悪影響を及ぼす。細辛にて腎の気化を高め，後通の衛気を皮に外達させ，芍薬にて胃気を腎に供給すれば，肺の粛降もスムーズになる。
　結果的に芍薬・五味子・細辛の三味は，肺の粛降に関わっているのである。

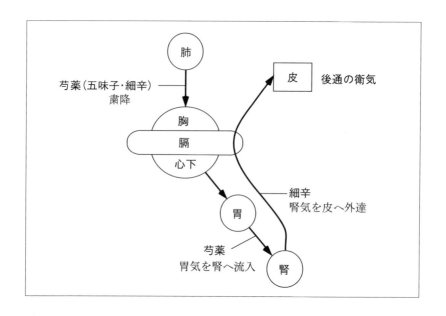

第 40 条・小青竜湯の加減

　傷寒論第 40 条の条文は，主証と副証をはっきりと分けて記述している。

　　傷寒・表不解・心下有水気・乾嘔・発熱而咳────主証
　　或渇・或利・或噦・或小便不利・少腹満・或喘者──副証

　つまり「或…，或…」と記述されているものは副証であり，必ずしも存在する症状ではない。この副証に対する加減方は，本来の傷寒論の処方運用からはずれており，後人の追加文と考える。同様の例は，小柴胡湯，真武湯，通脈四逆湯，四逆散などにも見られる。

　一方，「若……」と記述されているものに対する加減方は，本来の傷寒論の条文と考える。例えば「若其人内有久寒者，宜当帰四逆加呉茱萸生姜湯」，当帰生姜羊肉湯方「若寒多者，加生姜成一斤」などである。この「若……」と記述される症状は，副証ではなく，主証がやや変化したことに対応するものである。

　したがって「或……」に対する加減は本来のものではないので，解説を

省く。参考のために例を挙げておくと、「若微利者去麻黄加蕘花」「若噎者去麻黄加附子」「若小便不利，少腹満去麻黄加茯苓」「若喘者去麻黄加杏仁」のごとく，五つの加減方のうち四つが「去麻黄」となっている。小青竜湯から君薬の麻黄を去ると，小青竜湯ではない。むしろ桂枝湯に近い処方となってしまう。この点を考えても，傷寒論本来の加減方でないことが理解されよう。

条文解説
金匱要略・痰飲咳嗽病脈証併治第十二
　　第23条　病溢飲者，当発其汗，大青竜湯主之，小青竜湯亦主之。
　　　　　　「溢飲を病むものは，発汗するべきである。大青竜湯がこれを主る。小青竜湯もまたこれを主る。」

「溢飲」は肌に湿が存在する病証である。これは「心下有水気」のために肌→心下→小腸→膀胱への還流が悪化し，肌水となったもので，小青竜湯を投与する。外殻における皮・肌・腠理の機能異常によるものは，大青竜湯を投与する（前述）。

処方解説
　麻黄にて皮中の衛気を推進し，芍薬にて皮→腠理→肌へと粛降し，肌の還流路を推進し，肌湿を心下まで降ろす。半夏・芍薬にて心下に至った湿を小腸まで降ろし，膀胱から尿として出す。半夏・乾姜・甘草にて心下および胃中の寒飲をさばき，胃を守り，胃気を助ける。五味子にて斂胆し，結果的に肺の粛降を高め，また細辛は腎の気化を高め，後通の衛気を皮表に張り出させ，結果的には肺の粛降を高める。また麻黄・桂枝にて皮腠を開き，肌湿を外泄させることも可能である。

金匱要略・痰飲咳嗽病脈証併治第十二
　　第36条　咳逆倚息，不得臥，小青竜湯主之。
　　　　　　「咳逆倚息し，臥すことのできないものは小青竜湯がこれを主る。」

心下の飲のために胸・膈・心下の昇降が失調し，肺の宣散粛降作用も失調し，咳が出て気が上逆し息切れして，横になって仰臥位をとることができない。これに対して小青竜湯が主治する。

処方解説
　心下の飲のために胸・膈・心下の昇降が不利し，肺の宣散粛降も失調する。半夏・芍薬・麻黄・乾姜で心下の飲をさばき，それを小腸まで降ろす。麻黄・桂枝は胃気を肺に引き上げ，肺の宣散を高める。また皮腠を開き，肺の宣散を助ける。芍薬・細辛は，肺の粛降を助ける。細辛はまた腎の気化作用を高める。五味子は腎の固摂を行い，肺の粛降をスムーズにする。炙甘草は胃気を守る。
参考：金匱要略・第十六第13条「心下悸者，半夏麻黄丸主之」

金匱要略・婦人雑病脈証併治第二十二
　　第7条　婦人吐涎沫，医反下之，心下即痞，当先治其吐涎沫，小青竜湯主之。涎沫止，乃治痞，瀉心湯主之。
　　　　「婦人で涎沫を吐すものに医師が誤下を行い，心下痞するものはまずその吐涎沫を小青竜湯で主治する。涎沫が止んでから痞の治療を瀉心湯で行う。」

　「吐涎沫」は，前述したごとく心下の飲が口に上逆して起こる。これに対して誤下を行い，心下の水気は除かれず，心下が痞えてしまう。心下の飲を小青竜湯で治し，それでもなお心下痞の残存するものは，気痞であるから瀉心湯を投与する。しかし「吐涎沫」のみの症状であれば，小青竜湯の構成生薬全てが必要とはいえない。半夏・芍薬（例えば甘遂半夏湯，大柴胡湯），半夏・麻黄（半夏麻黄丸）に乾姜を加えれば，充分心下の飲に対応できると考える。

金匱要略・肺痿肺癰咳嗽上気病脈証治第七
　　第14条　肺脹咳而上気，煩躁而喘，脈浮者，心下有水，小青竜加石膏湯主之。

「肺脹の病で，咳して上気し，煩躁して喘，脈は浮いて心下に水気のあるものは，小青竜加石膏湯がこれを主る。」

本条文は傷寒論第 41 条「傷寒，心下有水気，……小青竜湯主之」の条文に近い。ただし加石膏湯のほうには「煩躁」がある。

守胃機能の失調により，胃気は上・外方に向かう可能性があるが，本証の場合，胃気は主として上方に向かい，心下の飲を伴って肺に至る。肺中に飲が存在するため，肺の宣散粛降作用は失調し「咳」「喘」，肺は脹満した状態になり「肺脹」，このため肺気は鬱して熱を生じ，その熱が胸に伝わり「煩躁」する。

肺の宣散粛降作用の失調により，胃気は直達路を頭顔部に向かい，「上気」する。また病の主体が膈上の肺・胸にあるため「脈浮」を呈する。

金匱要略には同じく「肺脹」を治す越婢加半夏湯がある。

	小青竜加石膏湯	越婢加半夏湯	
麻黄	三両	六両	
芍薬	三両		
桂枝	三両		
細辛	三両		
甘草	三両		二両
乾姜	三両	生姜	三両
五味子	半升		
半夏	半升		半升
石膏	二両		八両（半斤）
		大棗	十五枚

小青竜加石膏湯には「上気」「煩躁」があり，越婢加半夏湯には「目如脱状」がある。これより「上気」の程度は越婢加半夏湯のほうが激しい。そのため胃の気津を守る甘草二両，大棗十五枚を使用し，胃気を清して下

降させるため，石膏半斤を使用している。胃熱が胸に及ぶと当然「煩燥」するはずであるが，胃熱は胸のほうには向かわず，心下から直達路を通って顔面に向かうため，「目如脱状」を呈するのである。

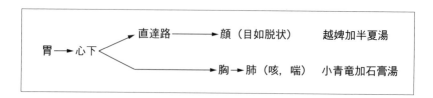

小青竜加石膏湯中の石膏は，わずかに二両使用して，肺気が鬱して少し熱を帯びたものを清している。もし，小青竜加石膏湯の「煩燥」が胃熱によるものであるならば，乾姜を使用しないはずである。乾姜三両，桂枝三両，細辛三両の熱薬に対して，石膏はわずかに二両使用するのであるから，これは胃熱を清するためのものではない。

肺脹に関する参考条文

金匱要略・肺痿肺癰咳嗽上気病脈証治第七
    第4条 上気，喘而躁者，属肺脹，欲作風水，発汗則愈。
    第6条 咳而上気，喉中水鶏声，射干麻黄湯主之。
      方 射干三両　麻黄　生姜各四両　細辛　紫苑　款冬花各三両　五味子半升　大棗七枚　半夏半斤
        上九味，以水一斗二升，先煮麻黄両沸，去上沫，内諸薬煮取三升，分温三服。
    第7条 咳逆上気，時時吐濁，但坐不得眠，皂莢丸主之。
      方 皂莢八両刮去皮用酥炙
        上一味，末之，蜜丸梧子大，以棗膏和湯，服三丸，日三，夜一服。
    第8条 咳而脈浮者，厚朴麻黄湯主之。
      方 厚朴五両　麻黄四両　石膏如鶏子大　杏仁半升　半夏半升　乾姜二両　細辛二両　小麦一升　五味子半升
        上九味，以水一斗二升，先煮小麦熟，去滓，内諸薬煮取三升，

温服一升，日三服。

第9条　脈沈者，沢漆湯主之。

　　方　半夏半升　沢漆三斤以東流水五斗煮取一斗五升　紫参　生姜　白前各五両　甘草　黄芩　人参　桂枝各三両

　　上九味，㕮咀，内沢漆汁中煮取五升，温服五合，至夜盡。

第13条　咳而上気，此為肺脹，其人喘，目如脱状，脈浮大者，越婢加半夏湯主之。

　　方　麻黄六両　石膏半斤　生姜三両　大棗十五枚　甘草二両　半夏半升

　　上六味，以水六升先煮麻黄，去上沫，内諸薬，煮取三升，分温三服。

射干麻黄湯

条文

金匱要略・肺痿肺癰咳嗽上気病脈証治第七
　第6条　咳而上気，喉中水鶏声，射干麻黄湯主之。
　　　　方　射干三両　麻黄　生姜各四両　細辛　紫菀　款冬花各三両　五味子半升　大棗七枚　半夏大者半斤
　　　　　　上九味，以水一斗二升，先煮麻黄両沸，去上沫，内諸薬煮取三升，分温三服。

条文解説

金匱要略・肺痿肺癰咳嗽上気病脈証治第七
　第6条　咳而上気，喉中水鶏声，射干麻黄湯主之。
　　　　「咳して上気し，喉中で蛙の鳴き声のごとき音のするものは，射干麻黄湯がこれを主る。」
　　　　水鶏：①水鳥　②田鶏（カエルの別名）

　射干麻黄湯に記されている症候は，「咳而上気」「喉中水鶏声」の二つである。肺気が上逆して「咳」，胃気が頭顔部に昇って「上気」，喉中が相対的に狭くなり「喉痺」，また痰が存在するため呼吸時に「水鶏声」のごとき音がする。喉中の痰は，胃飲が心下を通じて昇ってきたものである。また肺気の上逆の程度はかなりひどく，肺の粛降作用のみでなく，腎の納気作用も失調している。

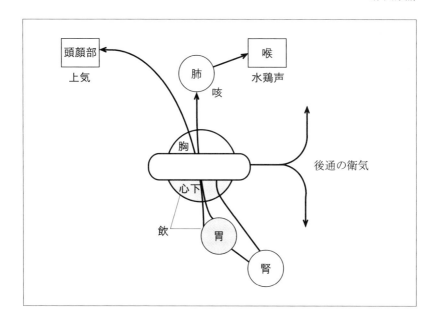

処方解説

　本経によると，射干，紫菀，款冬花の三味はともに「咳逆上気」を治す粛降薬である。さらに射干，款冬花は，本経にそれぞれ「喉痺咽痛」「喉痺」を治すとある。細辛は腎の気化作用を高め，後通の衛気を皮に外達させ，その結果として肺の粛降作用を助ける。したがって本経に「治咳逆，頭痛脳動」として，気の上逆，上昇を治すとある。さらに五味子の斂気作用と，細辛による腎の気化作用の協同作用によって，腎の納気作用を高めている。麻黄は，四味の粛降薬に対する宣散薬として作用する。半夏，生姜は小半夏湯の意であり，胃飲・心下の飲をさばき，喉に昇る痰飲の源を治す。

　処方は，気の昇降，とりわけ粛降に重きをおいたものであり，甘草を省くことにより，昇降を強調している。また大棗は，気の粛降を主とする生薬群が，結果として過剰な利水，津液の下降に働くことを防止し，守るために使用されている。五味子は，基本的には胆気・腎気を収斂させ，その結果，他の五臓六腑の収斂を行う。

　また五味子は呼吸の，吸気─停止─呼気過程の停止相に作用し，腎の納気作用，肺の粛降作用を高める。

厚朴麻黄湯

条文

金匱要略・肺痿肺癰咳嗽上気病脈証治第七
 第8条 咳而脈浮者，厚朴麻黄湯主之。
    方 厚朴五両 麻黄四両 石膏如鶏子大 杏仁半升 半夏半
      升 乾姜二両 細辛二両 小麦一升 五味子半升
      上九味，以水一斗二升，先煮小麦熟，去滓，内諸薬煮取
      三升，温服一升，日三服。

条文解説

金匱要略・肺痿肺癰咳嗽上気病脈証治第七
 第8条 咳而脈浮者，厚朴麻黄湯主之。
    「咳して脈が浮のものは，厚朴麻黄湯がこれを主る。」

「脈浮」より，病理の主体は表あるいは膈より上（胸・咽喉・肺）に存在する。表および咽喉・胸の症状はなく，咳のみの記載であるから，基本的には肺の病症と考えてよい。肺の宣散粛降が失調して，「咳」が起こっている。肺には熱があり，そのため肺の津液はやや枯渇している。胃中には寒飲があり，胃の寒飲は肺に昇り，肺中の熱のために痰と化す。肺気の粛降失司のもう一つの原因として，腎の納気作用の不足がある。

厚朴麻黄湯

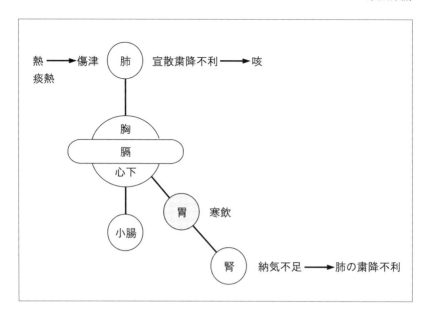

処方解説

　杏仁，石膏，厚朴，細辛，五味子にて，肺の粛降作用および腎の納気作用を高め，麻黄は肺の宣散を行う。石膏は肺熱を清し，小麦で肺の津液を補い，半夏，乾姜にて胃中の寒飲をさばく。

| 小　麦 |

別録：味甘，微寒，無毒。主除熱，止燥渇，咽乾，利小便，養肝気，止漏血唾血。
効能：肺の津を補う

射干麻黄湯，厚朴麻黄湯，小青竜湯の構成生薬の比較

	射干麻黄湯	厚朴麻黄湯	小青竜湯
宣散	麻黄四両	麻黄四両	麻黄三両・桂枝三両
粛降	射干三両 紫菀三両 款冬花三両	厚朴五両 杏仁半升 石膏如鶏子大	芍薬三両
	生姜四両 細辛三両 五味子半升 半夏半斤 大棗七枚	乾姜二両 細辛二両 五味子半升 半夏半升 小麦一升	乾姜三両 細辛三両 五味子半升 半夏半升 炙甘草三両

射干麻黄湯：肺失宣粛／喉中有痰／胃中有飲／腎納気失司

厚朴麻黄湯：肺失宣粛／肺中有熱—石膏／肺津不足—小麦／胃中有寒飲—半夏・乾姜／腎納気失司—五味子・細辛

宣散の作用は小青竜湯が勝る。
粛降の作用は射干麻黄湯，厚朴麻黄湯が勝る。
補津の効力は　厚朴麻黄湯　＞　射干麻黄湯　＞　小青竜湯である。
　炙甘草：守気。麻黄，桂枝にて正気が過剰に散じないよう守る。
　大棗　：守津。射干，紫菀，款冬花の三味の粛降薬による過剰な利水を防止する。

沢漆湯

条文

金匱要略・肺痿肺癰咳嗽上気病脈証治第七
　第9条　（咳而）脈沈者，沢漆湯主之。
　　　方　半夏半升　紫参五両　沢漆三斤以東流水五斗煮取一斗五
　　　　　升　生姜五両　白前五両　甘草　黄芩　人参　桂枝各三両

参考条文
金匱・痰飲咳嗽病脈証併治第十二
　第24条　膈間支飲，其人喘満，心下痞堅，面色黧黒，其脈沈緊，
　　　　　得之数十日，医吐下之不愈，木防已湯主之。

条文解説

金匱要略・肺痿肺癰咳嗽上気病脈証治第七
　第9条　（咳而）脈沈者，沢漆湯主之。
　　　　「（咳して）脈が沈のものは，沢漆湯がこれを主る。」

「脈沈」より①水気病，あるいは②膈以下の臓腑の病理と考えることができる。
　木防已湯証は「支飲」のために膈の昇降が失調し，心下の昇降出入が不利して，脈は「沈緊」である。沢漆湯証の病理は，この木防已湯と共通するものがある。心下に飲があり，そのために心下の昇降出入および膈の昇降が不利し，その影響で肺の昇降も不利して「咳」をする。

処方解説

　紫参，沢漆にて心下の飲を降ろし，桂枝との協同作業にて膈の昇降を改善する。
　半夏，生姜，甘草，人参にて胃気を守り，胃飲をさばく。黄芩は膈の熱を清する。白前は肺に直接働き，肺気を降ろし咳を治す。

ただしこの処方は，実際にはほとんど使用されていない。

	木防已湯	沢漆湯
降	木防已＋石膏	紫参＋沢漆
昇	桂枝	桂枝
守	人参	人参

沢 漆

本経：味苦，微寒。治皮膚熱，大腹水気，四肢面目浮腫，丈夫陰気不足。
別録：味辛，無毒。利大小腸，明目，軽身。……。
効能：腹中の水気・肌水を心下から小腸へ粛降させる。
　　　本経：「治大腹水気」「四肢面目浮腫」
　　　沢漆の主要な標的として心下がある。

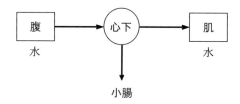

紫 参 （拳参・草河車）

本経：味苦寒。治心腹積聚，寒熱邪気，通九竅，利大小便。一名牡蒙。
別録：微寒，無毒。主治腸胃大熱，唾血，衂血，腸中聚血，癰腫諸瘡，止渇，益精。……。
効能：「心下，腹部の積聚を治すると同時に，大小便を利する。」ということより，標的は心下・腹（小腸）と考える。
　　　中医学では清熱解毒，涼血止血，清熱止痢。

白 前

別録：味甘，微温，無毒。主治胸脇逆気，咳嗽上気。
効能：肺に作用して降気化痰。

《桂苓五味甘草湯・苓甘五味姜辛湯・桂苓五味甘草去桂加乾姜細心半夏湯・苓甘五味加姜辛半夏杏仁湯・苓甘姜味辛夏仁黄湯などの総論》

> 金匱要略・痰飲咳嗽病脈証併治第十二
> 第37条　青竜湯下已，多唾口燥，寸脈沈，尺脈微，手足厥逆，気従小腹上衝胸咽，手足痺，其面翕然熱如酔状，因復下流陰股，小便難，時復冒者，与茯苓桂枝五味甘草湯，治其気衝。
> 第38条　衝気即低，而反更咳，胸満者，用桂苓五味甘草湯，去桂加乾姜，細辛，以治其咳満。
> 第39条　咳満即止，而更復渇，衝気復発者，以細辛，乾姜為熱薬也。服之当遂渇，而渇反止者，為支飲也。支飲者，法当冒，冒者必嘔，嘔者復内半夏，以去其水。
> 第40条　水去嘔止，其人形腫者，加杏仁主之。其証応内麻黄，以其人遂痺，故不内之。若逆而内之者，必厥。所以然者，以其人血虚，麻黄発其陽故也。
> 第41条　若面熱如酔，此為胃熱，上衝熏其面，加大黄以利之。
> 第42条　先渇後嘔，為水停心下，此属飲家，小半夏茯苓湯主之。

　金匱要略・痰飲咳嗽病における第37条から第41条に至る5条は一連のものであり，一条一条の個別解釈よりは，総合的に解釈する必要がある。特に第37条には，多彩な症状が記載されており，これらの症状を全て「上衝」に付随して理解しようとするには無理がある。むしろ第38条から第41条を同時に眺めながら，解釈すべきである。
　第37条から第41条まで通して眺めてみると，第37条にみられる症状は，ひき続いて記載されている後の条文にも存在する。
　　第37条「上衝」――第39条「衝気復発者」
　　第37条「其面翕然熱如酔状」――第41条「若面熱如酔，此為胃熱

第37条「時復冒者」──第39条「法当冒，冒者必嘔」
第37条「因復下流陰股」──第40条「其人形腫者」

これらのことより第37条は，青竜湯の誤治により，以下のように胃気の供給される方向に異常が生じたものと考えられる。
① 上方向への過剰な供給
② 外方向への過剰な供給
③ 下方向への過剰な供給

この三方向の異常な気の流れの中で，③下方向への過剰な供給，つまり胃から腎に過剰に流れた気が上衝を起こすという病理が茯苓桂枝五味甘草湯証である。

第37条における「上衝」以外の症状は，別の病理機序で起こっているので，茯苓桂枝五味甘草湯の適応とはならない。したがってこの第37条の条文は，錯綜や混乱が見られるので，本来は少し異なった条文であった可能性が高い。

桂苓五味甘草湯

条文

> 第37条　青竜湯下已，多唾口燥，寸脈沈，尺脈微，手足厥逆，気従小腹上衝胸咽，手足痺，其面翕然熱如酔状，因復下流陰股，小便難，時復冒者，与茯苓桂枝五味甘草湯，治其気衝。
> ［桂苓五味甘草湯方］
> 茯苓四両　桂枝四両去皮　甘草三両炙　五味子半升
> 上四味，以水八升，煮取三升，去滓，分三温服。

条文解説

第37条　青竜湯下已，多唾口燥，寸脈沈，尺脈微，手足厥逆，気従小腹上衝胸咽，手足痺，其面翕然熱如酔状，因復下流陰股，小便難，時復冒者，与茯苓桂枝五味甘草湯，治其気衝。

「青竜湯を服しおわって後，唾液は多くあふれるのに，むしろ口は乾燥する。寸脈は沈，尺脈は微で手足は厥逆する。気は少腹から胸咽に向かって上衝する。手足はしびれ，顔は熱を帯び，まるで酒に酔ったごとくになる。肌湿は陰股の部分に流れ，排尿困難となる。また時には冒（めまい，ふらつき）することもある。茯苓桂枝五味甘草湯を与え，衝気を治す。」

「青竜湯下已……」は明らかに青竜湯による誤治の条文である。ではここでいう青竜湯は大青竜湯，小青竜湯のいずれであろうか？

参考条文

第38条　太陽中風……大青竜湯主之。若脈微弱，汗出悪風者，不可服之。服之則厥逆，筋惕肉瞤，此為逆也。

金匱要略・痰飲咳嗽病第十二

第40条　……其証応内麻黄，以其人遂痺，故不内之。若逆而内之者，必

　　　　厥。所以然者，以其人血虚，麻黄発其陽故也。

　傷寒論第38条は大青竜湯による誤治である。元来の陽気不足のうえに，さらに陽気・津液を失い「厥逆」と「筋惕肉瞤」を来したもので，これは重症の陰陽不足の証であり，例えば茯苓四逆湯の適応となる。一方，金匱要略・第十二第40条は，血虚（この場合は血中の津液不足）があり，脈中の営血が脈外の衛気を統摂できないので，麻黄を誤投与すると脈外の気および皮気が外泄して「厥」を起こしたものである。したがって第37条（桂苓五味甘草湯）における青竜湯は，大青竜湯，小青竜湯どちらでも可能性はある。麻黄の量を比較してみると大青竜湯は六両，小青竜湯は三両と倍量の違いがあり，六両の麻黄で誤治すると，金匱要略・第十二第37条（桂苓五味甘草湯）の条文の状態よりもっと重症になる可能性が大きい。それゆえ一応第37条は小青竜湯による誤治とする。

［気従小腹上衝］
　小青竜湯を誤って投与し，発汗して胃の気津を失う。発汗は皮気（前・後通の衛気）・肌気・脈外の衛気の全てにわたっている可能性があり，上焦（心包・肺・胸）の気も，下焦（腎）の気も消耗する。これにより，人体の気の流れに異常が出現する。1）腎からの上衝，2）胃から直達路を通る上昇，3）胃から過剰に外向し肌に向かう（胃を中心におくと三方向）。胃気は一方向に安定して流れてゆくのではなく，経時的に変化するのが特徴である。また胃気の不足により，心下の飲も生じる。

異常な気の流れに伴う症状
1）腎から上衝する。（下方向：胃→腎→上衝）
　　「気従少腹，上衝胸咽」
2）胃から直達路を介して上昇する。（上方向）
　　胃から心下を経て直達路を頭顔部に向かう。
　　　①心下の飲を伴って，口に過剰に上昇する（「多唾口燥」）。
　　　②顔（面）へ過剰に上昇する（「其面翕然熱如酔状」）。
　　　③心下の飲を伴って，頭部へ過剰に上昇する。そのために冒を生

じる（「時復冒者」）。

②③を腎からの上衝ではなく，胃から頭顔部への過剰な上昇としたのは，第41条に「若面熱如酔，此為胃熱」，第39条に「支飲者，法当冒，冒者必嘔，嘔者復内半夏，以去其水」とあり，「此為胃熱」「冒者必嘔」で胃との関係を述べているからである。

3）胃から過剰に外向し，肌に向かう。

気が胃から外肌に向かって出てゆくとき，心下の飲を外肌に游溢させる（「因復下流陰股」）。

この症状は，肌湿という点においては第40条「其人形腫者」に近い。

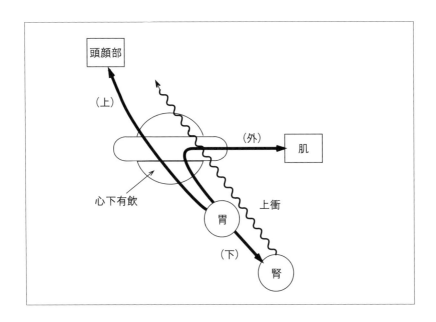

小青竜湯による誤治の後，胃気は三方向（上・外・下）へ異常な流れ方をする。同時に三方向ではなく，ある時は上方向へ，ある時は外方向へ，ある時は下方向（胃→腎→上衝）へと，気の流れる方向は変化する。第37条は，この中の下方向への異常な気の流れ，つまり「上衝」に対して，「茯苓桂枝五味甘草湯」で治療する。しかし「茯苓桂枝五味甘草湯」で上衝の治療を行うと，上衝は収まっても別の異常な気の流れを誘発してしまう可

能性がある。これらに対応する治療が，第38条から第41条の条文である。

その他の症状
[寸脈沈，尺脈微]
　この脈証は小青竜湯の誤発汗により気津を失ったために生じている。「寸脈沈」は上焦の虚を，「尺脈微」は下焦（腎）の虚を示している。
[手足厥逆]
　誤治により胃気・腎気・前通の衛気・脈外の気・後通の衛気と全般にわたって減少し，「手足厥逆」を生じる。

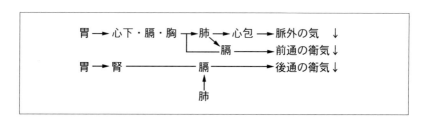

[手足瘈]
　誤治により脈中（血）の津液も減少し血虚となり，血の涵養作用が失われ，「手足瘈」となる。
[小便難]
　胃気が直達路を介して過剰に上方に上昇し，あるいは肌に向かって過剰に外達すると，腎を養えず「小便難」となる。
[冒]
　胃気が心下の飲を伴って頭部へ上昇すると，「冒」（めまい，ふらつき）が生じる。
[多唾口燥]
　胃中の津液は，誤発汗により不足し乾いているが，心下には飲が存在している。守胃機能の失調した胃気は，心下の飲を伴って過剰に口に向かうので，「多唾」となる（正常な唾液ではなく涎に近いもの）。しかし胃津は不足しているので「口燥」となる。この条文は，「乾嘔吐涎沫」（傷寒論・第378条）の病理機序に一面似ている。

金匱要略第十二第37条　　傷寒論第378条
心下の飲　→口「多唾」　　心下の飲→口「吐涎沫」
胃津の不足→口「口燥」　胃気上逆→口「乾嘔」

[下流陰股]
　誤治により守胃機能を失った胃気は，上方の頭顔部，下方の腎，外方の肌の三方向に，同時にではなく一方向ずつスイッチされて，異常な気として流れてゆく。胃気に伴って肌に向かって外出した心下の飲は肌湿となる。肌湿が最も存在しやすい場所は下肢である。二足歩行する人類は頭を上方に，足を下方に向ける姿勢が多いため，下肢は最も肌湿の貯まりやすい場所となる。しかし心下の飲が外肌に追出されてゆく過程にあっては，人体の構造上，腹と足の接点である股も肌津の通りにくい場所として存在する。それゆえ肌湿は「股」部にまず貯まり，その後に下肢に留まる。これが「下流陰股」の病理機序である。

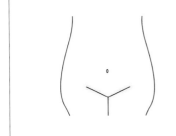

下肢以外に「股」には一時的に湿が貯まりやすい

[眩冒]
　眩冒（めまい，ふらつき）は，漢方的には以下の原因によって起こる。
① 腎気の上衝。
　腎気が頭部に上衝すると眩冒を生じる。上衝時に，腎の気化されなかった水気を伴うこともある。または心下の飲を伴うこともある。
② 胃気の頭部への上昇。
　胃気が直達路を介して頭部に過剰に上昇する。胃熱あるいは胃気不守により生じる。その時，胃飲や心下の飲を伴うこともある。

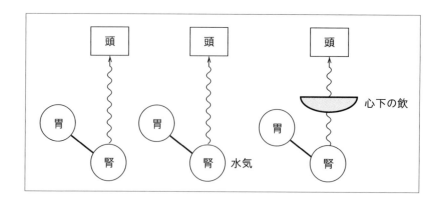

③ 心下の飲の上昇。
　心下に飲が存在すると，直達路を介して頭部に昇り，眩冒を生じる。
④ 気血の不足。
　頭部に対する気血の供給が不足すると，頭部は虚して眩冒を生じる。
⑤ 湿が気血の供給を阻む。
　全身的に湿が存在すると，頭部への気血の供給が湿に阻まれて，不足して眩冒を生じる。

眩冒に関する参考条文

傷寒論
　第67条　……心下逆満，気上衝胸，起則頭眩……茯苓桂枝白朮甘草湯主之。
　第82条　……心下悸，頭眩，……真武湯主之。
　第242条　……喘冒不能臥者，有燥屎也，宜大承気湯。

金匱要略
中風歴節病脈証併治第五
　第12条　……頭眩短気，……桂枝芍薬知母湯主之。
　第18条　「近効方」朮附湯　治風虚頭重眩，……
血痺虚労病脈証併治第六
　第8条　……目眩，……桂枝竜骨牡蛎湯主之。

肺痿肺癰咳嗽上気病脈証治第七
　　第5条　……此為肺中冷，必眩，多涎唾，甘草乾姜湯以温之。
痰飲咳嗽病脈証併治第十二
　　第16条　心下有痰飲，胸脇支満，目眩，苓桂朮甘湯主之。
　　第25条　心下有支飲，其人苦冒眩，沢瀉湯主之。
　　第30条　卒嘔吐，心下痞，膈間有水，眩悸者，小半夏加茯苓湯主之。
　　第31条　……臍下有悸，吐涎沫而癲眩……五苓散主之。
　　第37条　……小便難，時復冒者，与茯苓桂枝五味甘草湯……
　　第39条　……支飲者，法当冒，冒者必嘔，嘔者復内半夏……
黄疸病脈証併治第十五
　　第13条　……食即頭眩……茵蔯蒿湯主之。
婦人妊娠病脈証併治第二十

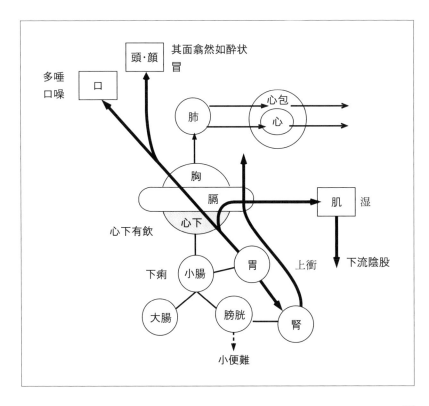

第8条　……起即頭眩……葵子茯苓散主之。

処方解説

　桂枝にて胃気を肺→心包・心の方へ引き上げ，その結果胃気が腎に向かって過剰に流入するのを防止し，腎からの衝気を抑える。

　茯苓は下焦の腎に存在する水気をさばく。五味子は腎の固摂作用を強め，腎からの上衝をひきとめる。甘草は胃気を補い，守胃する。また茯苓，桂枝にて胸・膈・心下の昇降を行う。

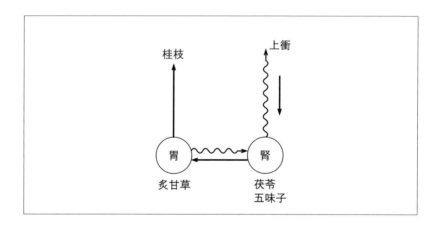

苓甘五味姜辛湯

条文

> 第38条　衝気即低，而反更咳，胸満者，用桂苓五味甘草湯去桂加乾姜，細辛，以治其咳満。
> ［苓甘五味姜辛湯方］
> 茯苓四両　甘草三両　乾姜三両　五味子半升　細辛三両
> 上五味，以水八升，煮取三升，去滓，温服半升，日三服。

条文解説

第38条　衝気即低，而反更咳，胸満者，用桂苓五味甘草湯，去桂加乾姜，細辛，以治其咳満。

「(桂苓五味甘草湯の服用にて) 衝気はおさまってきたが，かえって咳や胸満の起こるものは，桂苓五味甘草湯去桂加乾姜細辛でその咳満を治す。」

桂苓五味甘草湯にて腎からの衝気を治す。処方中の桂枝は，胃気を上方(肺・心・心包)に引き上げ，その結果，衝気の源である下方(胃→腎)へ向かう胃気の流れを減少させる。しかし桂枝による胃気の引き上げが，胸の昇降や肺の宣散粛降の限度を越えると，「咳・胸満」が出現する。つまり「咳・胸満」は，桂苓五味甘草湯による治療によって生じた症状である。

処方解説

桂苓五味甘草湯から，咳・胸満を生じさせた原因である桂枝を除く。衝気も完全に治まっているわけではなく「低」なので，茯苓，五味子は残す。甘草は胃気を助け，守胃する。乾姜は，胃気を温め鼓舞し，胃気の全方向への供給をはかる。細辛は，腎の気化を高め，腎気を後通の衝気の方に導き，少し残っている衝気に対応する。また細辛の香気の走竄性は，胃気を肺の方へ引き上げるので，衝気を低減させる。

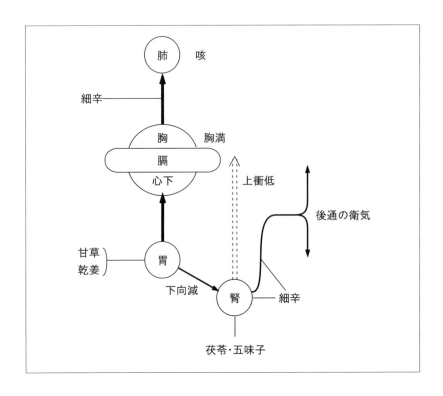

桂苓五味甘草去桂加乾姜細辛半夏湯

条文

第39条　咳満即止，而更復渇，衝気復発者，以細辛，乾姜為熱薬也。服之当遂渇，而渇反止者，為支飲也。支飲者，法当冒，冒者必嘔，嘔者復内半夏，以去其水。
[桂苓五味甘草去桂加乾姜細辛半夏湯方]
茯苓四両　甘草二両　細辛二両　乾姜二両　五味子　半夏各半升
上六味，以水八升，煮取三升，去滓，温服半升，日三服。

条文解説

第39条　咳満即止，而更復渇，衝気復発者，以細辛，乾姜為熱薬也。服之当遂渇，而渇反止者，為支飲也。支飲者，法当冒，冒者必嘔，嘔者復内半夏，以去其水。
「苓甘五味姜辛湯の服用にて咳満が止んだが，さらにまた口渇し，衝気が再び起こってしまったのは，細辛，乾姜という熱薬を使用したからである。熱薬を服すると，当然口が渇くはずであるが，かえって口の渇きが止むものは，支飲があるからである。支飲のあるものは，めまいが起こり，めまいするものは必ず嘔吐する。それゆえ嘔吐するものは，半夏を加えてその水飲をさばく。桂苓五味甘草去桂加乾姜細辛半夏湯を投与する。」

苓甘五味姜辛湯の服用にて咳・胸満は止むが，再び渇や衝気が生じるのは，乾姜，細辛などの熱薬により胃津が減少し，胃は熱をもつため「渇」し，また胃気は守られずに腎の方に多く流入し，再び「衝気」を発する。この場合，衝気に対しては，もう一度桂苓五味甘草湯を使用すればよい。しかし苓甘五味姜辛湯のような熱性の薬を服用して「反って渇の止む」ものは，心下に支飲が存在するからである。

金匱要略・痰飲咳嗽病脈証併治第十二には，「咳逆倚息，短気不得臥，其形如腫，謂之支飲」「膈間支飲」「心下有支飲」「支飲胸満者」の記載がある。「支飲」は胸・膈・心下に存在する飲であるといえる。また胃中にも飲が存在するため，胃気は守られず，胃中の飲や心下の飲を伴って，頭や口に昇り，「冒」や「嘔」が起こるのである。

処方解説
　苓甘五味姜辛湯に半夏を加え，半夏，乾姜にて心下および胃中の飲をさばく。甘草は守胃する。茯苓は腎の気化を高め，腎の水気を去る。五味子は腎からの衝気を抑え，細辛にて腎気を後通の衛気として外達させる。ただし苓甘五味姜辛湯にてやや化熱させる傾向があったので，乾姜，細辛は三両から二両に減じ，守胃する甘草も三両から二両に減ずる。これまでの一連の処方において，甘草と乾姜の比率は１対１に保たれ，胃を温め鼓舞することと，守胃の作用のバランスがとれるよう設定されている。
（甘草乾姜湯：甘草四両，乾姜二両　２対１）

苓甘五味加姜辛半夏杏仁湯

条文

第40条　水去嘔止，其人形腫者，加杏仁主之。其証応内麻黄，以其人遂痺，故不内之。若逆而内之者，必厥。所以然者，以其人血虚，麻黄発其陽故也。
［苓甘五味加姜辛半夏杏仁湯方］
茯苓四両　甘草三両　五味子半升　乾姜三両　細辛三両　半夏半升　杏仁半升去皮尖
上七味，以水一斗，煮取三升，去滓温服半升，日三服。

条文と処方解説

第40条　水去嘔止，其人形腫者，加杏仁主之。其証応内麻黄，以其人遂痺，故不内之。若逆而内之者，必厥。所以然者，以其人血虚，麻黄発其陽故也。

「桂苓五味甘草去桂加乾姜細辛半夏湯を服用して，支飲が除かれ嘔は止むが，浮腫が出現するものには杏仁を加える。こういう症候には本来麻黄を加えて発汗させるが，痺（手足のしびれ）のある人には麻黄を加えるべきではない。もし間違って麻黄を加えると，必ず厥冷を生じる。これは血虚の人に麻黄を与えると陽気が汗として外泄されてしまうからである。」

桂苓五味甘草去桂加乾姜細辛半夏湯を服用して，心下の飲や胃中の飲はなくなり，「嘔」は止んだが浮腫の起こるものは，杏仁を加える。乾姜は半夏と協同して，心下および胃中の飲をさばくのに一定の効力を発揮する。一方，乾姜は，胃を温め鼓舞し，胃気を全方向に供給する。心下，胃中の飲は，ほとんど小腸，膀胱に降ろされて，尿として排泄される。しかし乾姜による胃気の鼓舞が，胃から肌への外達を強め，心下の飲の一部は肌に游溢する（「其人形腫」）。小青竜湯の誤治によって，胃気が三方向へ

異常に流れる状態は，普通では生じ得ない病理であるが，処方を投与することにより惹起し得る。これに対して肌→心下→小腸→膀胱へと肌湿の還流をはかる。つまり肺の第二粛降を高めればよい。このような生薬としては，例えば芍薬がある。しかし芍薬は胃→腎と胃気を下方に導き，再び衝気を発生させる可能性がある。そのため肺の第一粛降を高める杏仁を使用し，その結果として第二粛降を推進する。また杏仁は，皮気を腠理より肌へと粛降させ，皮気が正常であれば肌の還流を推進する。これにより浮腫は解消される。普通このような浮腫に対しては，麻黄が使用される。皮腠の機能が正常であれば，麻黄の使用により発汗が起こり，浮腫は解消される。しかし血虚のあるものに麻黄を使用すると，肺の宣散が盛んとなり，脈外の衛気が脈中の営気の制約を受けず，走り過ぎで外泄する（営衛不和による汗の漏出）。そのために胃気は失われて不足し，脈外の気・前通と後通の衛気は減少し「厥」が起こる。

◆**血虚について**

広義の血は，狭義の気・血・津液より構成されており，これら三つの成分のどの一つの成分が減少しても，血虚と称することが可能である。ただし血中の狭義の気は，全体の気と密接な関係があり，血中の狭義の気のみが減少する病症はない。この場合の病理は，血虚ではなく気虚である。血中の狭義の血は，胃の気津が胃→肺→心へと運ばれ

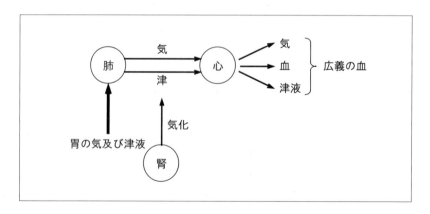

る過程で生産され，心・腎の気化作用を受けて赤化が起こる。いったん赤化された狭義の血は脈中をめぐり，病理変化がない限り脈中から逸脱することはない（逸脱は気不統血，迫血妄行などにより起こる）。脈中の血は，基本的には脈中をめぐっているのである。現代医学的には，赤血球の寿命は約100日であり，脾臓で処理されるが，古代には当然このような知識はなかったと考える。しかし食物により血が生産されるという認識はあったことを考えると，血の消滅についても認識していた可能性はある。したがって血中の狭義の血の減少は，脈中から逸脱しない限り，産生が減少するためである。狭義の血の産生が減少するのは，胃や腎の気虚，あるいは全身的気虚によって生じる。つまり血中の狭義の気，狭義の血の不足は，むしろ気虚と関連する。一方，血中の津液は，胃津が胃→肺→心へと供給される過程で，赤化を受けずに脈中に注がれる。胃の気津の一部は赤化作用を受けて，血中の狭義の血となる。病理変化の過程で，血中の狭義の津液が失われ，血の滋潤作用が失われると血虚を呈するのである。

血虚＝血中の狭義の津液の減少

また血中の狭義の津液は，肺⇌心⇌脈中の血と循環する過程で，身体の状況に応じて出入りしており，生理的にあるいは病理的に変化している。

小青竜湯誤治後の陰陽失調と他の一般的証との比較

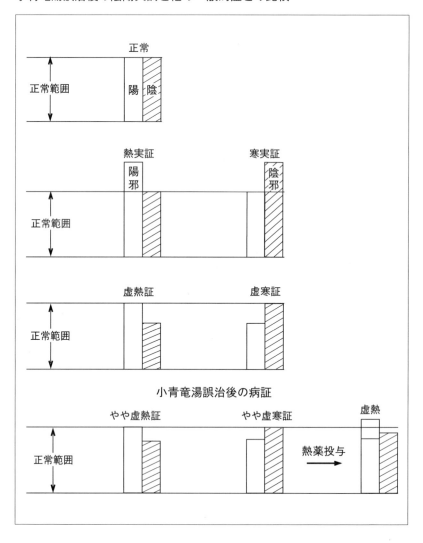

苓甘姜味辛夏仁黄湯

条文

第41条　若面熱如酔，此為胃熱，上衝熏其面，加大黄以利之。
　　　　［苓甘姜味辛夏仁黄湯方］
　　　　茯苓四両　甘草三両　五味子半升　乾姜三両　細辛三両
　　　　半夏半升　杏仁半升　大黄三両
　　　　上八味，以水一斗，煮取三升，去滓，温服半升，日三服。

条文解説

第41条　若面熱如酔，此為胃熱，上衝熏其面，加大黄以利之。
　　　　「もし顔面が酒を飲んだように熱をもつのは，胃熱が上昇し，顔面を焼くからである。大黄を加えて下痢をさせ，胃熱を除く。苓甘姜味辛夏仁黄湯を投与する。」

　苓甘五味加姜辛半夏杏仁湯を投与して，まるで酒に酔ったように顔が熱くなるのは，胃熱（虚中の実）が上昇するからである。前出した一連の処方を投与する証は，小青竜湯の誤治により発生している。誤治により汗とともに胃の気と津液が失われ，陰陽両虚証となったものである。それに対する治療の過程で，胃の陽気不足が前面に出現し，胃や心下の飲の発生をみたり，胃の陰液の不足が前面に出現し，陰陽失調による胃熱の発生をみる。寒証と熱証と大きく異なった面が展開されることになる。

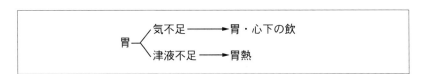

処方解説

　対照的に見える寒・熱の両証の実態に大きな距離はない。これら一連の処方の証は，一貫して虚寒証の方に偏しており，投薬した熱薬のために時に熱証に変化するのである。熱薬の使用により，虚寒証から虚熱証に変化する場合には清熱薬とともに熱薬も必要であり，これを使用しないと虚寒証に偏してしまうことになる。乾姜，細辛などの熱薬により，たとえ化熱傾向が出現するとしても，胃気，腎気を支えるために続けて使用せざるを得ない。「若面熱如酔，此為胃熱」と胃熱の存在に言及しながらも乾姜を去らず，大黄を加える。もし乾姜を去って大黄を加えたら，一挙に虚寒証に転落してしまう危険がある。虚寒と虚熱，寒・熱が相対する病証に見えても，この二証の距離が意外に近いということが理解されよう。これが乾姜三両，大黄三両の併用にて，一時的な胃熱に対応している理由である。

> 痺証

《桂枝附子湯・去桂加白朮湯・甘草附子湯・桂枝芍薬知母湯・烏頭湯・防已地黄湯などの総論》

　これらの処方は,「風湿相搏」あるいは「歴節病」に対するものである。「風湿相搏」「歴節病」は痺証の範疇に入るので,処方解説の前に,痺証全般に対する私見を『傷寒論』『金匱要略』『黄帝内経』を参考にしながら述べる。

痺証（風寒湿病）

　痺証は,現代における疼痛性疾患,例えばRAや,神経痛等の四肢の疼痛性疾患をも含んでいる。

　内経素問・痺論に「風寒湿三気雑至合為痺也」とあり,痺証は六淫の中の風・寒・湿の三邪が合わさって発病するといわれている。
　　風邪が勝るものを「行痺」（＝風痺）
　　寒邪が勝るものを「痛痺」（＝寒痺）
　　湿邪が勝るものを「着痺」（＝湿痺）
　　この他に湿熱邪による「熱痺」がある。
　全ての痺証において,病邪が人体の外殻の表（皮・肌）から外殻の内部（肉・筋・骨節）へ侵入するためには,風邪の先導が必要になる。

発病原因
　　① 痛痺（寒痺）　：寒邪＞風邪・湿邪
　　② 行痺（風痺）　：風邪＞湿邪
　　③ 着痺（湿痺）　：風邪＜湿邪
　　④ 熱痺（湿熱痺）：風邪・湿邪・熱邪

　痺証の発病原因は上に述べたとおりである。しかし発病時の原因と,人体において邪正闘争を経ながら邪が外殻の内部に侵入し,慢性化した時の

病因とは，必ずしも同じものではない。特に痛痺（寒痺）の発病原因である寒邪は寒の性質を保ったまま外殻内部に侵入し，慢性化し得るのか？という疑問がある。この点について RA においては否定的であり，病が慢性化する過程で，外殻における邪正闘争によってほとんどの場合寒邪は寒の性質を失うか，場合により化熱すると考える。したがって慢性化した RA の主たる病因は風湿邪であり，時に熱邪を伴うことがある。ただし神経痛等においては寒邪の性を保ったまま慢性化することもある。

　傷寒論・金匱要略の視点も，「風湿相搏って身体疼痛，骨節疼煩」とあることにより，主病因は風湿邪であると見ていることがわかる。そして治療には「風湿相搏」証，あるいはさらに進行した「歴節病」に対して附子，烏頭を使用している。附子，烏頭は風湿の邪による病証に対して用いられるのであり，寒邪に対して使用されているわけではない。この点については，一般の「寒」あるいは「寒湿」による痺証に，附子，烏頭を使用するという観点とは異なっている。以下これらの点をふまえて傷寒論・金匱要略の条文を中心に詳しく説明する。

　内経素問・痺論に「風寒湿三気雑至，合而為痺也。其風気勝者為行痺，寒気勝者為痛痺，湿気勝者為着痺也。」とあり，この考えが現在の中医学において痺証の発病原因の根拠になっている。
　内経においては発病原因である「寒邪」は，その病態がいかように変化しようとも寒邪のままで存在しつづけるという視点に立っている。例えば素問・熱論に次のような記述がある。

　人之傷於寒也，則為病熱。
　傷寒一日，巨陽受之。故頭項痛，腰脊強。
　二日陽明受之。……故身熱，目疼而鼻乾，不得臥也。
　三日少陽受之。……故胸脇痛而耳聾。
　四日太陰受之。……故腹満而嗌乾。
　五日少陰受之。……故口燥舌乾而渇。
　六日厥陰受之。……故煩満而嚢縮。
　凡病傷寒而成温者，先夏至日者為病温，後夏至日為病暑。（伏気）

また治法については「其未満三日者，汗而已，其満三日者，可泄而已。」とある。

以上のように素問・熱論においては，発病原因は寒邪であっても，現在展開している病態は熱証である。

また，素問・挙痛論に次のような記載がある。

寒気客於脈外則脈寒，脈寒則縮蜷，縮蜷則脈絀急，絀急則外引小絡。故卒然而痛。得炅則痛立止。因重中於寒，則痛久矣。寒気客於経脈之中，与炅気相薄則脈満，満則痛而不可按也。寒気稽留，炅気従上，則脈充大而血気乱。故痛甚不可按也。（注：炅は熱の意である）

「寒気」が経脈中に客すると熱気が相薄り痛むとある。ここでも病因としては寒邪をあげているが，病態としては熱証と言及する。結局，内経・素問は，発病原因が寒邪であれば，病態が熱証に変化しても病因は寒邪であるという視点を貫いている。

これに対して傷寒論は，発病原因が寒邪であったとしても，その病態が熱証に変化すると，寒邪が化熱して熱邪に変化するという視点をもつ。

例えば傷寒論の次の三条を見てみよう。

第135条　傷寒六七日，結胸熱実……。

第136条　傷寒十余日，熱結在裏……。

第236条　陽明病，……此為瘀熱在裏……。

この三条は，寒邪の熱邪への変化をいっている。したがって同じ病態でありながら，内経的に見れば「寒邪によって生じた熱証」となり，傷寒論的に見れば「寒邪によって発病したが，現在の病態は，寒邪がすでに化熱し熱邪になっている。」となる。

ここにおいて，傷寒・金匱が痺証に近い病態の病因として，風・湿のみをあげている（風・寒・湿としていない）理由が理解されよう。この両者の違いは，内経の治療は主として鍼を用い，傷寒・金匱の治療が湯液を用いることにあると考える。また実際の臨床において数カ月，あるいは数年前の発病原因を特定することは困難であり，それよりは，目前の病態を見て治療を行うほうが大切であると考える。

痺証における風邪・湿邪

風邪：風邪には外風と内風があり，外風とは現代的には感染性病因（例：ウイルス・バクテリアなど）や，気候・気温・気圧の変化などを指し，内風とは人体の陰陽失調により生じる風（例：血虚生風）を指す。

湿邪：外湿と内湿に分けることができる。外湿とは外界における湿邪（例：湿気の多い環境・ウイルスなど）の影響を人体が受けることであり，内湿とは，人体の陰陽失調により生じる湿邪である。また内外の湿は，互いに呼応して影響し合う。内湿の存在のもと，外湿を受けると湿邪の程度は増大する。

風湿相搏病

桂枝附子湯・去桂加白朮湯

条文

> 傷寒論
>> 第174条　傷寒八九日,風湿相搏,身体疼煩,不能自転側,不嘔,不渴,脈浮虛而渋者,桂枝附子湯主之。若其人大便鞕,小便自利者,去桂加白朮湯主之。
>> 桂枝附子湯方　桂枝四両去皮,附子三枚炮去皮破,生姜三両切,大棗十二枚擘,甘草二両炙
>>> 上五味,以水六升,煮取二升,去滓,分温三服。
>> 去桂加白朮湯方　附子三枚炮去皮破,白朮四両,生姜三両切,甘草二両炙,大棗十二枚擘
>>> 上五味,以水六升,煮取二升,去滓,分温三服。初一服,其人身如痹,半日許復服之。三服都盡,其人如冒状,勿怪。此以附子,朮,併走皮内,逐水気未得除,故使之耳。法当加桂四両。此本一方二法。以大便鞕,小便自利,去桂也。以大便不鞕,小便不利,当加桂。附子三枚恐多也,虚弱家及産婦,宜減服之。
>
> 参考条文
> 金匱要略・痙湿暍病脈証第二
>> 第19条　風湿相搏,一身盡疼痛,法当汗出而解,値天陰雨不止,医云,此可発汗。汗之病不癒者,何也。蓋発其汗,汗大出者,但風気去,湿気在,是故不癒也。若治風湿者,発其汗,但微微似欲出汗者,風湿俱去也。

条文解説

第174条　傷寒八九日，風湿相搏，身体疼煩，不能自転側，不嘔，不渇，脈浮虚而渋者，桂枝附子湯主之。若其人大便鞕，小便自利者，去桂加白朮湯主之。

「傷寒八九日で，風湿の邪が相搏って，身体が疼煩し，自ら寝返りを打てない。嘔吐や口渇はなく，脈は浮虚で渋（浮大軟渋按じて無力）なものは，桂枝附子湯がこれを主る。もし大便硬で小便が自利するならば，去桂加白朮湯がこれを主る。」

桂枝附子湯

　風湿が互いに絡み合って互結した邪が，主として肉中に存在し，そのために「身体疼煩」し，「不能自転側」となる。邪は裏に及んでいないので「不嘔不渇」となる。脈の「浮虚而渋」は，外殻（表）に風湿の邪が存在し，一定の気虚および血の不行（絡不通）もあることを示している。このような症候に対して桂枝附子湯で主治する。

処方解説

　桂枝附子湯は桂枝湯の桂枝を四両に増量し，芍薬を去り，炮附子三枚を加えたものである。

　桂枝四両，附子三枚，生姜三両にて胃気を脈中の血，脈外の気に注入し，推進し，その勢いによって，肉中にある風湿の互結した邪を去る。芍薬は下降のベクトルをもつので，胃気を強力に上方に立ち上げたいときには用いない。大棗，甘草は守胃する。

　脈中の血，脈外の気を強力に推進することにより，主として肉中にある風湿の邪を駆逐する。当然一部の邪は筋・骨・節に及んでいても，脈中の血，脈外の気を推進することにより去ることができる。しかし第174条は「身体疼煩」であり，その邪は主として肉中に存在すると考える。

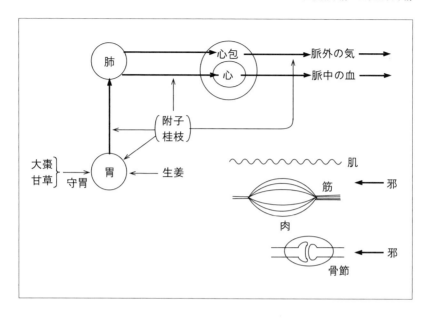

```
邪の侵入部位    身体痛  ：肉
                屈伸不利：筋
                骨節痛  ：骨節
```

去桂加白朮湯

　桂枝附子湯から桂枝を去り，白朮四両を加えたものである。症状は桂枝附子湯と同様であるが，「大便硬，小便自利」が特徴である。外殻（主として肉）に風湿の邪（湿の方が重い）が存在し，「身体疼煩」する。外殻の湿は，主に肉→肌→心下→小腸→膀胱へと還流される。湿がこの還流路のどこかに影響すると，結果的には「小便不利」となったり，「小便自利」となったりするのである。

　湿の影響が膀胱の気化作用に及ぶと，当然小便は不利する。しかし，湿が外殻にのみ存在し，しかも心下の出入が不利し，肌→心下への還流が減少した場合，外殻に湿は留まってしまう。心下の昇降機能には異常がなく，出入機能に異常を来せば，外殻から肌→心下へと還流するルートのみが働

かず，他のルートは正常に保たれるので，小便は「自利」する。

しかし外殻からの湿，津液の還流が減少したぶん，小腸，大腸へ注ぐ津が減少するので，「大便はむしろ硬くなる」。

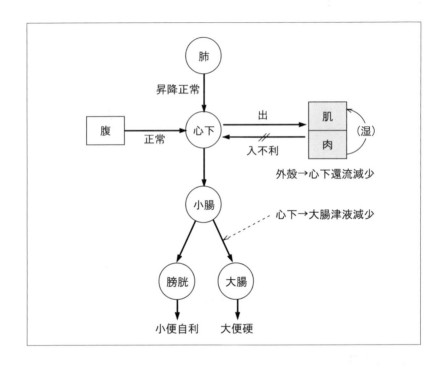

処方解説

　去桂加白朮湯証は，桂枝附子湯証と同じく外殻（主として肉）に風湿の邪が存在する。外殻の湿は，心下の出入不利（入の不利）のために治癒機転を発揮できず，外殻において重くなる。肌→心下→小腸へと治癒機転は働くべきであるが，桂枝は，心下に対して昇・出の方向に働くため，外殻の湿を還流させるにはむしろ障害となる。したがって桂枝を去る。白朮は外殻の湿を肌→心下→小腸→膀胱へと導くので，比較的大量（四両）を使用する。当然，心下の出入不利（この場合は入の不利）も改善する。白朮の量については，真武湯（P142）のところで解説している。

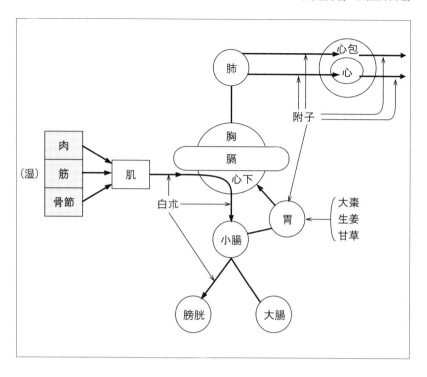

甘草附子湯

条文

傷寒論
　第175条　風湿相搏，骨節疼煩，掣痛不得屈伸，近之則痛劇，汗出短気，小便不利，悪風不欲去衣，或身微腫者，甘草附子湯主之。
　　　方　甘草二両炙，附子二枚炮去皮破，白朮二両，桂枝四両去皮
　　　　　上四味，以水六升，煮取三升，去滓，温服一升，日三服。初服得微汗則解。能食，汗止復煩者，将服五合。恐一升多者，宜服六七合為始。

条文解説

　第175条　風湿相搏，骨節疼煩，掣痛不得屈伸，近之則痛劇，汗出短気，小便不利，悪風不欲去衣，或身微腫者，甘草附子湯主之。
　「風湿の邪が相搏って，骨節が煩疼し，痛みが激しくて屈伸できない。この人に近づくだけで痛みは激しくなる。汗が出て，息切れし，小便不利し，悪風し，寒いために服をぬぎたがらない。時に軽い浮腫が存在する。このような病証は甘草附子湯が主る。」

　前述した桂枝附子湯証，去桂加白朮湯証と同じく「風湿相搏」，つまり風湿が互結することにより生じている。ただしこの証の邪は，主として骨節・筋に存在するため，身体痛でなく「骨節疼煩」「不得屈伸」となる。またその痛みの程度も非常に強い。
　「汗出，短気」より気虚の存在がうかがわれる。そのために皮気の減少による「悪風」がある。気虚と湿が膀胱の気化にも影響し「小便不利」となる。

甘草附子湯証の特徴
① 疼痛の場所は骨節・筋が中心となる。
② 疼痛の程度が桂枝附子湯証や去桂加白朮湯証よりは激しく，治療も緊急を要す。
③ 風湿相搏つ邪であるが，風邪，湿邪の比重は同等である（風邪≒湿邪）。ただし去桂加白朮湯証よりは，湿の程度は軽い。

処方解説
　桂枝，附子の二薬を併用し，あえて生姜を入れないことにより，脈中の血，脈外の気を集中的に推進し，通絡止痛する。また「初服得微汗則解」より，外殻の湿を四両の桂枝と二枚の附子で発汗により急速に排除する。白朮二両にて心下の飲をさばき，骨節・筋肉中の湿を，肌→心下→小腸→膀胱へと還流し去る。つまり脈中の血，脈外の気の推進により，骨節・筋から駆遂された風湿の邪のうち，風邪は主として汗として外泄させ，湿邪は白朮にて尿から去る。

　附子はまた腎，膀胱の気化を高め，小便不利を改善する。

　守胃のためには甘草二両を使用する。大棗を省くことにより，桂枝，附子による胃気の脈中，脈外への供給を，急速かつ強力にすることができる。また大棗が省かれているぶん，また煎じる時間が短い（甘草附子湯，水6升→3升，桂枝附子湯，水6升→2升）ので，附子は，二枚で充分通絡止痛効果を発揮することができる。（『経方薬論』大棗参照）

	甘草附子湯	桂枝附子湯
附子	炮二枚	炮三枚
桂枝	四両	四両
甘草	二両	二両
白朮	二両	
生姜		三両
大棗		十二枚
通絡止痛効果	（＋＋＋）風＝湿	（＋＋）風＞湿

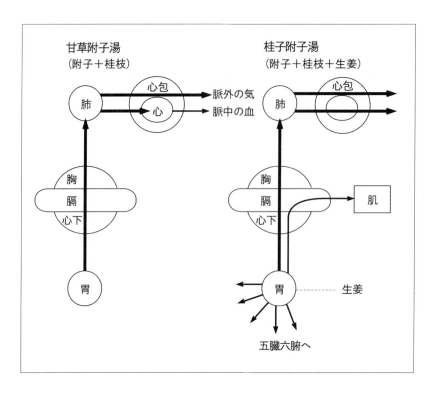

桂枝附子湯，去桂加白朮湯，甘草附子湯における風湿邪の比較
　桂枝附子湯：風邪＞湿邪（肉中に存在）
　甘草附子湯：風邪＝湿邪（骨節・筋中に存在）
　去桂加白朮湯：風邪＜湿邪（肉中に存在）

◆風湿病について

　第174条に「傷寒八九日風湿相搏」とあり，発病から八九日に「風湿相搏」状態になることがわかる。したがって「風湿相搏」病証の処方をRAに使用する場合は，比較的初期の段階で使用するものと考える。
　一方，関節の疼痛・腫脹・変形が明白になったものは「歴節病」であり，これに対する処方は，RAの中期以後の使用となる。傷寒・金匱において「風湿相搏」病に使用する処方は，桂枝附子湯，去桂加朮

湯，甘草附子湯などであり，「歴節病」に対する処方は，桂芍知母湯，烏頭湯である。

RAの経過は一部のものを除くと長期にわたっており，発病初期の段階から中期〜後期へと進展していく過程で，「風湿相搏」状態よりは長期化しており，しかしまだ「歴節病」に至る前の段階に対する処方が必要となる。そのポイントになる生薬は芍薬であると考える。症状では痛→腫→変形という変化の中で，「腫」の固定化がポイントになる。

風湿の邪が相搏つことにより，人体には様々な変化が生じる。「風湿相搏」とは，風邪，湿邪が単独でそれぞれ生体に悪影響を及ぼしているのではなく，風湿の邪が一種互結した状態となり，一体となって相互に協力しながら生体を障害するのである。したがって風邪，湿邪が単独に悪影響を与える「風湿病」よりは，生体に対する障害の程度は著しくなる。また正気と風湿邪との邪正闘争により，全身的な発熱あるいは局所の熱を生じることもある。

邪正闘争の過程で病理産物としては湿・飲・痰・血瘀などを生じる。生体側の虚の側面としては気虚・陽虚・血虚，時には陰虚を来す。

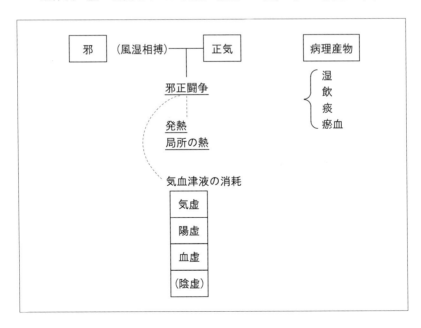

痛：「風湿相搏」あるいはそれに病理産物が加わって絡不通となって生じる。
腫：「風湿相搏」，それに湿や飲（内部的に発生した）が加わって発生する。
局所の熱：局所における邪正闘争による。
変形：気血の虚に湿・飲・痰・瘀が加わって生じる。

　長期にわたる局所的あるいは全身的邪正闘争により気血を消耗し，また「風湿相搏」状態に，内部的陰陽失調から生じた湿が，関節の腫脹を固定化する。このような局面においては，桂枝附子湯あるいは去桂加白朮湯が奏効しにくくなる。
　そこでより効率よく湿をさばき，通絡をはかるために，芍薬が必要となる。ただし芍薬は内下降のベクトルを有しているので，その場合，桂枝，附子を少し増量する必要がある。

参考処方

桂枝20ｇ，芍薬15ｇ，大棗15ｇ，生姜15ｇ，炙甘草10ｇ，<u>炮附子12～20ｇ（ブシ末３～６ｇ）</u>，白朮20ｇ，薏苡仁30ｇ

気血の虚のあるものは黄耆30ｇ，当帰12ｇを加える。
局所に瘀を生じているものは当帰12ｇ，川芎15ｇ，丹参12ｇ，乳没各６ｇを加える。
飲のあるものは半夏30ｇを加える。
痰のあるものは貝母15ｇ，栝楼仁15ｇを加える。
局所の熱の比較的強いものには知母15～30ｇあるいは忍冬藤15ｇ，秦艽10ｇ，虎杖10ｇを加える。
　ブシ末：メーカーの作っているブシ末で毒性は減弱してある。

◆寒邪と痺証について

　痺証の発症原因としては，風・寒・湿・熱邪などがある。風湿の邪，

風寒湿の邪,風湿熱の邪というように,二～三の病邪が複合して痺証を発生させる。ごく初期における自然治癒機転,あるいは初期治療がうまくゆかなければ,複合した病邪は外殻内部(肉・筋・骨節)に侵入する。この時に,RAにおいては寒邪は寒の性を保ったまま外殻内部に侵入することはほとんどない。痺証の発病原因が,風寒湿邪などの六淫の複合したものであったとしても,風邪の先導で湿邪も外殻内部に侵入するが,寒邪は,正気との邪正闘争の過程で寒の性を失うか,あるいは逆に化熱してしまう。

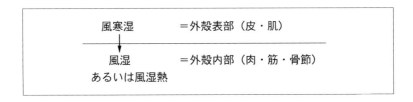

したがって,初期の病因としては風寒湿邪であったとしても,いったん外殻内部に侵入し慢性化したものは,邪のほとんどは風湿,あるいは風湿熱となる。湿邪については,外湿に加え,内部的陰陽失調により発生した内湿が呼応して,内外の湿が合わさって病態を悪化させる。病因としては,比較的強い熱邪を伴う風湿熱邪や,あるいは風湿邪,風寒湿邪が,外殻内部に侵入する過程で,かなり強い邪正闘争が惹起され,化熱し,風湿熱邪となったものは,いわゆる「熱痺」「湿熱痺」の範疇に属する。この場合は全身的発熱あるいは局所の強い熱・発赤・腫脹などを伴う。

一方,病因として風湿邪あるいは風寒湿邪が外殻内部に侵入し,ほとんど化熱しないかあるいは少し化熱した状態のものは,局所に少々熱があっても,「熱」に対してあまり考慮する必要はない。したがって清熱剤の必要性はほとんどない。また全身の発熱といっても微熱に留まるものは,特に発熱に対応する必要はない。風湿邪の治療で充分である。

以上述べてきたように,RAにおいては初期発病の病因にとして寒邪が存在したとしても,外殻内部に侵入する過程で正気との邪正闘争

によって寒邪はその寒の性質を失ってしまう。したがってRAの疼痛に対する湿布はほとんど冷湿布を希望する人が多い。

では寒邪がその寒の性を保ったまま，基本的に正常に近い人体内に浸透するのはいかなる場合であろうか？　神経痛の一部において，寒邪がその性を保ったまま慢性化するものがある。あるいは冬山で凍死するとか，冷凍庫に長時間入るというような特殊な場合に限られる。

◆寒冷刺激と寒邪

寒冷刺激を「寒」「寒邪」ということもあるが「いわゆる寒邪」とは区別する必要がある。その区別の根拠は人体側の邪正闘争を惹起するかしないかにある。

① 人体側の邪正闘争を惹起する　……寒邪
② 人体側の邪正闘争を惹起しない……寒邪（寒冷刺激）

言い換えると自然現象としての風・寒・湿・熱・燥と自然現象としての風・寒・湿・熱・燥等の性質をもってはいるが人体に侵入後，伝変することが可能な六淫（風・寒・暑・湿・燥・火）とに分けることができる。

自然現象として冬に気温が下がり（寒冷），寒い，冷たいと感じても普通は病気にはならない。しかし冬に風寒邪の侵入を受けると，悪寒・無汗・関節痛・発熱等の，例えば麻黄湯証を発する。風寒邪は，時に化熱して例えば白虎湯証に変化する。病の場所も表の太陽から裏の陽明に移行する。

では寒冷刺激により発病する病気はどのような機序により生じるのであろうか？

何年も何十年も前に受けた傷や骨折の跡が寒くなって疼くというようなことはよく耳にする。人体側に特別な虚が存在していなくても，この「古傷」の部分は他の部分より気血の通りがもともと少し悪化しており，寒冷刺激によりその気血の通りの悪さが強調され疼痛する。人体側に軽い陽虚が存在していれば寒冷刺激の影響は著しくなる。

広義の気の中の狭義の気（陽気）は温煦作用を有していて全身を温

めている。しかし、体内と体外では外気の影響もありその体温は異なっており、当然体外（特に皮肌）のほうが冬には低くなっている。

もし軽度の陽虚がある場合、外殻における陽気の温煦作用は減弱していると考える。

このとき、やや気血の通りの悪い部分は、温かいときには問題がなかったにしても、寒冷刺激に曝（さら）されると、「寒」が外殻に浸透し、不通となり疼痛を生じる。

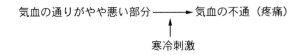

これは「いわゆる寒邪」の侵入というよりは、「寒冷」が直接的に外殻に浸透し、物理的に組織を冷やし、気血の不通を生じたものであるから、邪正闘争は惹起されない。したがって寒冷刺激により生じた神経痛、冬山での凍死等においては邪正闘争は惹起されないのである。寒疝の病の一部においても「寒」が直接体内に浸透し、腹痛を生じるが、邪正闘争は生じない。

```
┌ 寒邪 → 外殻 → 伝変 （侵入）……邪正闘争あり
└ 寒  → 外殻      （浸透）……邪正闘争なし
```

寒冷刺激により、ある部分の気血の運行が不通となり疼痛を生じた場合、仮に寒冷刺激が消失しても、いったん生じたその局所の病理が持続することがある。このとき、温通薬を使用して局所の気血の不通を改善して始めて疼痛は消失する。

温通薬の代表は、炮附子であり、人体を温め、その結果、局所の不通を治す。

一方、寒冷によらない一般的な絡の不通に対しては、生附子・生烏

頭を丸薬にして少量使用するとよい（1回0.03〜0.06g，1日2〜3回）。生附子・生烏頭の少量は温める効果はほとんどなく，通絡止痛にのみ働くので，熱証にも清熱薬を併用して使用可能である。

　生附子・生烏頭は煎じて用いる場合，煎じる時間が短かすぎると中毒し，長すぎる（70〜90分）とその止痛効果はほとんど消失する。ただし温める効果は残存する。したがって寒冷によるものは炮附子10〜15gを煎じて用いるが，RA等の止痛のためには，生附子・生烏頭を少量丸薬として用いるほうが有効である。

症例〈三叉神経痛〉

　壮年の男性。仕事が忙しくやや疲労していたところに，秋の寒冷の気候に冒され，三叉神経痛を発症。激痛のため，某病院を受診し，西洋薬の投与を受けるも無効。当院を受診し，烏頭湯の方意で，生烏頭0.06g×3回使用するも無効。生烏頭を炮附子15g煎とし疼痛消失する。

　次に寒冷刺激あるいは冷房などにより，関節痛などの悪化する痺証について考察する。

　慢性化したRAで中期以降になると，外殻において局所の邪正闘争が長期化し，陽気を徐々に消耗してゆき，気虚および陽虚の側面を伴うことになる。寒冷刺激による悪化時，局所（関節）は疼痛，腫脹が増悪し，時には熱をもつ。

◆気虚と陽虚——質と量より考察

　中医学においては，気虚に寒象を兼ねるものを陽虚とする。しかし，これはかなり曖昧な表現であり，以下に気虚と陽虚の違いについて考える。

　気虚，陽虚ともに軽いものから大変重い病気まである。重症の気虚と軽症の陽虚では当然前者のほうが病気としてはひどい。したがって必ずしも陽虚のほうが気虚より重症とはいえない。もちろん，気虚が増悪して陽虚になることもあるが，気虚，陽虚は異なった概念である

と認識すべきである。

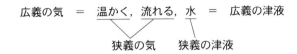

　この「温かく」の部分を考えてみると①熱い，②温かい，③温かくない，の3つに分けることができる。広義の気は普通は狭義の気と狭義の津液とのバランスがとれた状態にある（陰陽の調和）。しかし激しい運動時，あるいは邪正闘争を行う場合，胃気は通常の数倍に鼓舞される。
　このとき鼓舞されるのは主として狭義の気である。狭義の気は熱をもっており，そのため鼓舞されると熱産生が激しくなり，発熱する。いわゆる陽病はこのタイプである。一方，狭義の気の鼓舞が起こらないものは陰病である。
　日常的に，あるいは病気になったときに，狭義の気の少ない広義の気しか産生できない場合がある。このため，気の温煦作用は減弱する。つまり質的に劣化した広義の気しか産生できない。

　　　劣化した広義の気　＝　温かくなく，流れる，水

　このように劣化した広義の気しか産生できない状態にあると，寒邪が侵入しても狭義の気の鼓舞が起こらず，陰病となるのである。また日常においても劣化した広義の気しか産生できない状態にあると，狭義の気の温煦作用が発揮されず，全身が寒く，手足は冷え，ひどいと厥逆し，顔色も青白く，全身の機能も劣える。これが「陽虚」である。
　一方，広義の気における狭義の気と狭義の津液のバランスが保たれたまま，広義の気の量の減少をみることがある。例えば，正常な人間でも山で遭難し何日間か食物の摂取ができないでいると，広義の気の産生量が低下し，全身倦怠感，易疲労感等が出現する。しかし，2〜

3日の間は全身の寒さ，手足の冷えはない。つまり広義の気の量的な減少が気虚である。

```
┌ 広義の気の質的劣化……陽虚
└ 広義の気の量的減少……気虚
```

　この狭義の気の産生には，胃・脾・腎の陽気がかかわっており，生薬のほうから見てみると，乾姜は胃・脾の陽気を，附子は腎の陽気を鼓舞する。なお，広義の気の量的減少に対しては例えば黄耆を使用する。

◆気虚および陽虚の側面について

　RAが慢性化すること自体，気虚の側面をもっているといえる。また手足の冷えや寒がりなどの陽気不足の症状を伴うRAは次のようなものがある。
　① 全身的には一定の陽気の不足がある。
　② 風湿邪と正気との邪正闘争が主として外殻において展開される。
　陽気の不足が著明であり，外殻における邪正闘争を担いきれないものは，当然邪気の内部侵入を許してしまい，外殻において長期にわたる邪正闘争が続くRAとは異なった病相になる。また逆に正気の異常な鼓舞を生じた場合も一般のRAとは異なった病相になる。

```
局所の疼痛，腫脹（熱）＝局所における風湿邪との邪正闘争による。
寒がり，手足の冷えが寒冷刺激で悪化＝全身の陽気不足による。
```

　次に寒冷刺激，あるいは夏期の冷房などによりRAが悪化する病理について述べる。
　陽気の不足した人体に寒冷刺激が加わると陽気をさらに消耗する。それまで少し陽気が不足していてもなんとか風湿邪に対抗し，比較的

弱い邪正闘争を続け，正気と邪気のバランスが拮抗していたところで，正気の力が弱まると，邪気（風湿）はその勢いを増す。勢いの増した邪気に対して，正気は一定の陽気不足の状態にあっても，再び鼓舞されて，以前よりレベルアップした邪正闘争を行っていく。そのために全身的な発熱（微熱のことが多い）や局所の発熱（強い発熱ではない）を生じる。その結果，疼痛・腫脹は増悪する。この状態の邪正闘争が，邪気の以前の状態への軽減とともにレベルダウンすると，再び正気と邪気との比較的弱い邪正闘争が維持されていく。しかしそのとき正気は，以前よりも虚した状態になることが多い。

① 陽虚 ←―――→ 風湿邪
　　　　　対抗

　　陽虚のある正気と風湿邪が拮抗した状態でバランスがとれており，症状は比較的安定している。

② 寒冷刺激
　　　↓
　（↑）陽虚 ←―――→ 風湿邪（↑）
　　　　　関節痛，腫の増悪

　　寒冷刺激により陽虚の程度が一時悪化し風湿邪が力を増す。

③ （↑）陽虚 ←―――→ 風湿邪（↑）
　　　　邪正闘争（↑）正気の鼓舞（↑）

　　　　関節の発熱
　　　　全身的発熱（微熱）

④ 陽虚 ←―――→ 風湿邪
　　　　　対抗

　　もとのレベルまでレベルダウンした邪正闘争。
　　しかし陽虚の程度は以前よりも悪化することが多い。

以上述べたように寒冷刺激により悪化する RA は，風寒湿痺あるいは寒邪の再侵入によるというよりは，主として陽気の不足によるものである。気虚，陽虚の側面があるから，寒冷刺激で症状の悪化をみるのである。また陽気の不足した RA の人は，疲れやすい，汗をかきやすい，寒がり，手足が冷えるなどの一般的な気虚，陽虚の症状を伴っている。気虚に対しては黄耆を，陽虚に対しては炮附子を用いる。

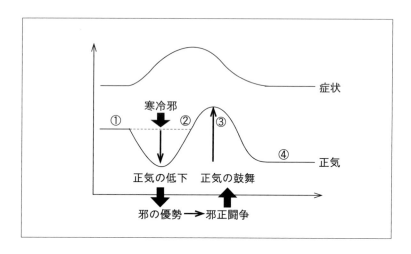

歴節病

参考条文

金匱要略・中風歴節病脈証併治第五

① 第8条　寸口脈沈而弱，沈即主骨，弱即主筋，沈即為腎，弱即為肝，汗出入水中。如水傷心，歴節黄汗出，故曰歴節。
② 第9条　趺陽脈浮而滑，滑則穀気実，浮則汗自出。
③ 第10条　少陰脈浮而弱，弱則血不足，浮則為風，風血相搏，即疼痛如掣。
④ 第11条　盛人脈渋小，短気自汗出，歴節疼，不可屈伸，此皆飲酒汗出当風所致。
⑤ 第12条　諸肢節疼痛，身体魁*羸，脚腫如脱，頭眩短気，温温欲吐，桂枝芍薬知母湯主之。
　　　方　桂枝四両，芍薬三両，甘草二両，麻黄二両，生姜五両，白朮

　　　　　　五両，知母四両，防風四両，附子二両炮
　　　　　　上九味，以水七升，煮取二升，温服七合，日三服。
⑥ 第13条　味酸則傷筋，筋傷則緩，名曰泄。鹹則傷骨，骨傷則痿，名曰枯。枯泄相搏，名曰断泄。栄気不通，衛不独行，栄衛倶微，三焦無所御，四属断絶，身体羸痩，独足腫大，黄汗出，脛冷，仮令発熱，便為歴節也。
⑦ 第14条　病歴節不可屈伸，疼痛，烏頭湯主之。
　　　方　　治脚気疼痛，不可屈伸。
　　　　　　麻黄，芍薬，黄耆，甘草炙各三両，川烏五枚㕮咀以蜜二升煎取一升即出烏頭
　　　　　　上五味，㕮咀四味，以水三升，煮取一升，去滓，内蜜煎中，更煎之，服七合，不知，尽服之。
（説明の便宜上①～⑦の番号を付した。）
＊尪：成無已，注解本，尩

　歴節病は「風湿病」「風湿相搏病」からさらに症状が進み，あちこちの関節が腫れて痛み，時に一部の関節は熱をもち，ついには変形を来し，体も痩せてきたものである。慢性化した状態のRAにおいては，一般的には前述したごとく，寒邪はすでに寒の性質を失っているか，あるいはむしろ化熱した状態にある。一方，風湿の邪は，その性質を保ったまま，慢性化したRAの主病因となっている。湿邪は長い経過の中で，内生した湿邪と合わさって，湿熱，飲，痰などの病理産物に変化することも多い。また血の運行も悪化し，局所に瘀血を生じる。さらに長期にわたる邪正闘争の結果，気血の消耗も来す。これらの複合的原因が重なって，全身的な羸痩や局所の関節の変形を来すのである。

虚の側面

　局所的な邪正闘争が長く続いた結果，全身的に気・血・津は消耗される。条文①～⑦における虚の側面は次のようになる。
　条文① 寸口脈沈而弱，沈即主骨，弱即主筋，沈即為腎，弱即為肝……（肝腎不足）

条文③ 少陰脈浮而弱，弱即血不足，浮即為風，風血相搏，即疼痛如掣。……（血虚）
条文④ 盛人脈渋小，短気…（脈渋小より血虚，短気より気虚）
条文⑤ 身体魁羸…短気…（気・血・陰の不足）
条文⑥ 骨傷即痿…栄衛俱微…身体羸痩…（気・血・陰および腎の不足）

　これらの条文をみると，歴節病においては気血の不足が重要であり，血虚に風邪が存在すると，「風血相搏」して激しい疼痛となる。また全身の寒がり，手足の冷え等のあるものは陽虚も存在する。

正気：気虚　陽虚　血虚　陰虚
五臓：肝・腎不足

歴節病における風邪

　風邪は外感の病においては，他の病邪の先導役として人体に侵入する。現代的には感染症（ウイルス，細菌など）あるいは気候の変化（温度，湿度，気圧など）も風邪の範疇に属す。例えば軽い高山病においては，あたかも「かぜ症候群」のごとき様相を呈す（気圧の変化）。また人体の内部における陰陽失調からも内風を生じる。

　歴節病の病因は，風邪と湿邪がその主たるものであるが，歴節病における風邪とはどのようなものか。

① 発病の病因となった外感風邪が残存する。
② 長期にわたる邪正闘争の結果，陰血を消耗し，内風を生じる（例えば血中の津液を消耗し，血虚となり，内風を生じる：血虚生風）。
③ ①と②の風邪が合わさって，慢性病である歴節の風邪となる。
④ ③の風邪の存在のもと，新たな風邪（感染，気候の変化など）を受けると，風邪の勢いが増し，症状の悪化をみる。

　RAの経過中，関節の疼痛，腫脹などはあっても，比較的コントロールされている状態の人が，気候の変化，クーラーの冷気などを受け，あるいはカゼをひいて，急に症状の悪化をみることがあるが，それはまさに元来存在していた風邪に新たな風邪が加わって，悪化していることを示してい

る。時にはその逆のこともまれにはある。カゼをひいて発熱し，RAの疼痛が軽減する。これは新たな風邪が邪正闘争を惹起して，局所においても一時的に風湿邪を軽減することによる。

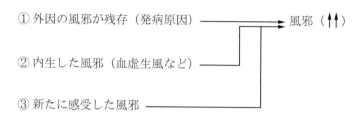

歴について
(『大漢和辞典』より)
①すぎる，うつる，へる，わたる
　　イ　空間を経る，ゆく，めぐる　ロ　時を経る
②経歴　③こえる　④けみする　⑤ことごとく，あまねく
⑥ひさしい　⑦あふ　⑧こよみ　⑨かず，かぞえる
⑩ついづ，順序だてる，治める　⑪えらぶ
⑫まじえる　⑬みだれる　⑭まばら　⑮こく，しごく
⑯をかす，とどく　⑰ちかい，ちかづく，つく
⑱ともに，たがいに　⑲あきらか　⑳かま，鬲，釜
㉑わかつ　㉒しづく　㉓櫪　㉔うまやのねだ
㉕癧　㉖靂　㉗轢　㉘姓

桂枝芍薬知母湯

条文

金匱要略・中風歴節病脈証併治第五
　第12条　諸肢節疼痛，身体魁羸，脚腫如脱，頭眩短気，温温欲吐，桂枝芍薬知母湯主之。
　　　方　桂枝四両　芍薬三両　甘草二両　麻黄二両　生姜五両
　　　　　白朮五両　知母四両　防風四両　附子二両炮
　　　上九味，以水七升，煮取二升，温服七合，日三服。

条文解説

金匱要略・中風歴節病脈証併治第五
第12条　諸肢節疼痛，身体魁羸，脚腫如脱，頭眩短気，温温欲吐，桂枝芍薬知母湯主之。
　　「諸肢節が疼痛し，身体は痩せ細り，脚は腫れ，めまい，息切れがして，ムカムカと吐きそうになるようなものは，桂枝芍薬知母湯がこれを主る。」

　風湿病あるいは風湿相搏病が治癒せず，気血も不足し，病理産物の湿熱・飲・痰・瘀血が発生すると，歴節病になる。あちこちの関節が痛み（「諸肢節疼痛」），身体は痩せ細り（「身体魁羸」），足は腫れる（「脚腫如脱」）。胃，心下に飲があり，そのために胃の守胃機能が失調し，飲が頭に昇るとめまい（「頭眩」）し，胃気が上逆しかけると吐きそうになる（「温温欲吐」）。気虚があり，肺気の宣散粛降が不利して息切れする（「短気」）。

　桂枝芍薬知母湯の条文には「歴節」の語はないが，第13条の条文「身体羸痩・独足腫大……便為歴節也。」によく似た症状があるので，桂枝芍薬知母湯も明らかに歴節病に使用される処方とわかる。

処方解説

桂枝，麻黄，防風，附子にて去風。

麻黄，芍薬，附子，白朮にて去湿。

桂枝，麻黄，附子，芍薬にて通絡活血止痛。

五両の生姜は，胃気を全身に供給するとともに，胃中の飲をさばき止嘔する。

知母は外殻内部（骨節，肉，筋）の熱を清す。

芍薬，知母，生姜にて腎陰を養い，附子にて腎陽を盛んにする。

甘草は諸薬を調和し守胃する。

烏頭湯

条文

金匱要略・中風歴節病脈証併治第五
　第14条　病歴節不可屈伸，疼痛，烏頭湯主之。
　　　方　治脚気疼痛，不可屈伸。
　　　　　麻黄，芍薬，黄耆，甘草炙各三両，川烏五枚㕮咀以蜜二升煎取一升即出烏頭。
　　　　　上五味，㕮咀四味，以水三升，煮取一升，去滓，内蜜煎中，更煎之，服七合，不知，尽服之。

条文解説

金匱要略・中風歴節病脈証併治第五
　第14条　病歴節不可屈伸，疼痛，烏頭湯主之。
　　　　「歴節病で，屈伸ができず疼痛するものは，烏頭湯がこれを主る。また脚気で疼痛と屈伸ができないものにもよい。」

　歴節病で，諸関節の疼痛，腫脹，変形があり，時に一部関節は熱をもち，局所に汗をかく。骨節（関節）のみでなく筋（腱）にも病変があり，骨節の疼痛，腫脹，変形に加え，筋もこわばり，屈伸不能になったものを烏頭湯で治癒する。

　烏頭湯は一般には寒湿の邪による歴節病で，特に寒邪の勝っているものに使用するとされている（寒湿の邪のために関節は疼痛し，屈伸できなくなるもの）。しかし金匱要略・中風歴節病脈証併治第五における歴節病の定義においては，寒邪によって「不可屈伸疼痛」との記載はない。
　第8条…沈即主骨，弱即主筋…汗出入水中…歴節黄汗出，故曰歴節。
　第10条…弱即血不足，浮則為風，風血相搏，即疼痛如掣。
　第11条…歴節疼，不可屈伸，此皆飲酒汗出当風所致。
　第13条…骨傷則痿…栄衛倶微…身体羸痩…黄汗出，脛冷，仮令（骨節）

発熱，便為歴節也。

以上の条文をみても病因としては風湿邪であり，寒邪による直接的な症状はない。

実際の臨床においてもRAの関節痛の悪化するときは，その該当する関節はほとんど熱を帯びていることが多い。激しく痛んでいる関節が，自覚的および他覚的に冷えていることは，皆無であるといえる。したがって烏頭，麻黄は寒邪を駆逐するために使用されるのではなく，通絡して風湿の邪を駆逐するために使用されるのである。局所の関節が熱をもち，熱のために局所にじわっと汗が出て，疼痛するものに烏頭湯は使用されるのである。末期のRAで，すでに諸関節は変形しており，寝たきりに近い状態で，炎症反応もマイナスとなり，普段は疼痛もほとんどないような人で，陽虚の著明な場合，寒冷刺激で関節の疼痛を訴える。しかもこのとき該当する関節は，自他覚的に冷えている。このようなRAにおいては陽虚が主であり，烏頭湯の適応ではなく，むしろ四逆輩などが適応となる。

処方解説

麻黄，黄耆，烏頭にて去風。
麻黄，黄耆，烏頭，芍薬にて去湿通絡・止痛する。
黄耆は補気し，甘草は胃気を補い守胃する。
黄耆，甘草は補気のみでなく補血につながる。
蜜は烏頭の毒を軽減し，また守胃する。

［参考］

① 蜂蜜を使用することにより，烏頭の吸収を速め，速効性を発揮する可能性がある。
② 傷寒論・金匱要略の痺証に対する処方中の附子は，2～3枚の炮附子を使用している（約20～30ｇ）。我々は臨床において，一日量6～20ｇの炮附子を煎じて使用する。しかし炮附子の量を増量しても，思ったほど疼痛に対して効果が上がらないことも多い。これに対して修治附子末あるいは加工附子末として減毒した附子を直接服用すると，炮附子を煎じて使用する1／3か1／4の量で同等以上の効果を発揮する。

炮附子を40～60分煎じると，アコニチンなどが減少してしまい，効果が出なくなる可能性がある。

☆以上①②について，鳥取の福田佳弘先生からご教示いただいた。

```
┌─────────┐
│ 附　子  │
└─────────┘
```
本経：味辛温。治風寒咳逆邪気。温中。全瘡。破癥堅積聚。血瘕寒湿。踒躄拘攣。膝痛不能行歩。

別録：味甘，大熱，有大毒。主治脚疼冷弱，腰脊風寒，心腹冷痛，霍乱転筋，下痢赤白，堅肌骨，強陰。又堕胎，為百薬長。生犍為及広漢。八月採為附子，春採為烏頭。

効　能：
1）生用
　振陽作用（陽気を鼓舞する）。
　特に胃腎の陽気を鼓舞する（四逆湯，乾姜附子湯など）。
2）炮用
　①生用のときと同じく振陽作用（ただし，生用より弱い）。
　②温補腎気（腎気丸など）。
　③胃気を脈中の血，脈外の気に運び上げ，推進し，通絡止痛する。
　④③の結果，肌，肉，骨節中の風邪，湿邪を駆逐する。
　⑤③の結果，温通作用を発揮する。
　⑥脈外の気の推進により，脈外の気は腠理に対して外向し，麻黄と合わせて発汗作用を発揮する。

［参考］
　附子の主たる効用は温通作用にあるが，熱証のものに対して禁忌ではない。通絡止痛が必要なときは，たとえ熱証の側面があっても清熱薬を併用し，附子を使用する。
　　　　例えば　附子＋知母
　　　　　　　　附子＋石膏

> 烏　頭

本経：味辛温。治中風悪風洗洗。出汗。除寒湿痺。咳逆上気。破積聚寒熱。其汁煎之。名射罔。殺禽獣。

別録：烏頭：味甘，大熱，有毒。消胸上淡冷，食不下，心腹冷疾，臍間痛，肩胛痛不可俛仰，目中痛不可力視。又堕胎。

　　　射罔：味苦，有大毒。治尸疰癥堅，及頭中風痺痛。

　　　烏喙：味辛，微温，有大毒。主治風湿，丈夫腎湿，陰囊癢，寒熱歴節，掣引腰痛，不能行歩，癰腫膿結。又堕胎。

効　能：① 通絡止痛
　　　　　② 去風湿

附子より通絡止痛，去風湿作用は強力であるが，振陽，温腎作用はない。

四肢疼痛の記載されている条文

傷寒論
　太陽病
　　第20条　　四肢微急，難以屈伸者（桂枝加附子湯）
　　第35条　　身疼，腰痛，骨節疼痛（麻黄湯）
　　第38条　　身疼痛（大青竜湯）
　　第62条　　身疼痛（桂枝加芍薬生姜各一両人参三両新加湯）
　　第91条　　身疼痛者（桂枝湯・四逆湯）
　　第146条　支節煩疼（柴胡桂枝湯）
　　第174条　身体疼煩（桂枝附子湯・去桂加白朮湯）
　　第175条　骨節煩疼（甘草附子湯）
　少陰病
　　第305条　身体痛，…骨節痛（附子湯）
　　第316条　四肢沈重疼痛（真武湯）
　霍　乱
　　第386条　身疼痛（五苓散・理中丸）

金匱要略
　瘁湿暍病脈証第二
　　　第21条　身煩疼（麻黄加朮湯）
　　　第22条　一身尽疼（麻黄杏仁薏苡甘草湯）
　　　第24条　身体疼煩（桂枝附子湯・白朮附子湯）
　　　第25条　骨節疼煩（甘草附子湯）
　瘧病脈証併治第四
　　　第4条　骨節疼煩（白虎加桂枝湯）
　中風歷節病脈証併治第五
　　　第12条　諸肢節疼痛（桂枝芍薬知母湯）
　　　第14条　不可屈伸，疼痛（烏頭湯）
　　　第17条　百節疼痛（『千金』三黄湯）
　血痺虚労病脈証併治第六
　　　第15条　四肢酸疼（小建中湯）
　五臟風寒積聚病脈証併治第十一
　　　第16条　腰以下冷痛（甘草乾姜茯苓白朮湯）
　水気病脈証併治第十四
　　　第29条　身疼重，煩躁（桂枝加黄耆湯）

　前述した処方に加えアンダーラインの処方も痺証によく使用される。それ以外の処方としては「熱痺」「湿熱痺」に対して，越婢湯，越婢加朮湯，桂枝二越婢一湯が応用される。
　『温病条弁』にある三仁湯（杏仁，半夏，滑石，薏苡仁，通草，白豆蔲，淡竹葉，厚朴），宣痺湯（防已，杏仁，滑石，薏苡仁，連翹，山梔子，半夏，赤小豆皮，蚕砂）は麻黄杏仁薏苡仁甘草湯とその方意は近い。なお，『活人書』の白虎加蒼朮湯も白虎湯の加減方として湿熱痺に使用される。

麻黄杏仁薏苡仁甘草湯について
金匱要略・瘁湿暍病脈証第二
　　第22条　病者一身尽疼，発熱，日晡所劇者，名風湿。此病傷於汗出当風，或久傷取冷所致也。可与麻黄杏仁薏苡甘草湯。

方　麻黄去節半両湯泡　甘草一両炙　薏苡仁半両　杏仁十箇去皮尖炒
　　　上剉麻豆大,每服四錢匕,水盞半,煮八分,去滓温服,有微汗,避風。

　上記条文における薬の用量,および服用のしかたは他の傷寒金匱の処方と異なっている。

『外台』薏苡麻黄湯
　　方：薏苡仁半升　麻黄四両去節　甘草二両炙　杏仁二両
　　上四味,咬咀,以水五升,煮取二升,分再服。汗出即愈。
とあり,この処方の方がむしろ傷寒金匱の処方に量,服用方ともに近い。
　したがって麻杏薏甘湯の量,服用方については『外台』薏苡麻黄湯を採用する。
(『経方医学』2　P131～134参照)

陰虚の痺証
　痺証は,長期にわたり邪正闘争が続く結果,気血の不足を来しやすいが,陰の不足するものも存在する。特に熱痺,湿熱痺が長期にわたると,熱が陰を傷り陰虚となる。これに対して傷寒論,金匱要略の処方では,本来「中風」に使用される防已地黄湯,あるいは陽明病に使用される白虎湯に滋陰去湿の剤を加えて用いている。

　参考までに『滋陰論』(章真如著)から2処方をあげておく。

滋陰養液湯：乾地黄,玄参,麦門冬,釣藤鉤,桑枝,牛膝,狗脊,草決明,
　　　　　　杜仲,海桐皮,当帰
甘寒通絡飲：石膏,知母,石斛,白芍,玄参,麦門冬,牡丹皮,栝楼根,
　　　　　　栝楼仁,桑枝,忍冬藤,甘草

防已地黄湯

条文

> 金匱要略・中風歴節病脈証併治第五
> 　第6条　［防已地黄湯］治病如狂状妄行，独語不休，無寒熱，其脈浮。
> 　　防已一両　桂枝　防風各三両　甘草二両
> 　　上四味，以酒一盃，漬之一宿，絞取汁，生地黄二斤咬咀，蒸之如斗米飯久，以銅器盛其汁，更絞地黄汁，和分再服。

条文解説

金匱要略・中風歴節病脈証併治第五
　第6条　［防已地黄湯］治病如狂状妄行，独語不休，無寒熱，其脈浮。
　　「防已地黄湯は，狂ったようになり，みだりに動きまわったり，ブツブツ独り言を言い続け，肌表には寒熱はなく，脈は浮を呈するものを治す。」

防已地黄湯は本来金匱要略の処方ではないという説もある。これも各生薬の量が著しく少ないので，あえて『千金』防已地黄湯の処方量を採用した。
防已地黄湯証の病理として2点の重要な問題がある
①金匱要略・中風歴節病において「中風証」(外風の中風とは異なる)は，血虚の側面が重視されている。このことは「浮者血虚」(第2条)，「営緩則為亡血」(第6条)などの条文にみられる。防已地黄湯証も同様に血中の津液が虚していて(血虚)，虚熱および内風が生じたものである。
②胸・膈・心下の昇降不利がある。
①②の病理のために血虚により生じた「風熱」が心を襲い，心神を乱して「如狂状妄行，独語不休」となるのである。
「脈浮」は血虚生風によるものであり，決して外風によるものではないことを「無寒熱」にて示している。

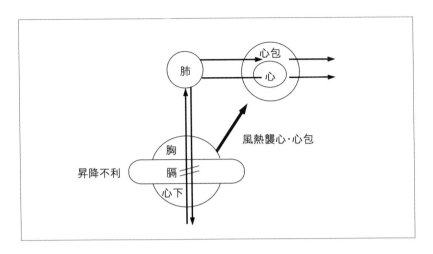

処方解説

　大量の生地黄を細かくして，米を蒸すと同じくらいの時間蒸して，その汁を絞り，銅器に入れる。地黄に比較して少量の防已，桂枝，防風，甘草を酒盃に一晩漬け，その汁を絞り銅器に入れる。両者を混ぜて一日二回服用する。

　大量の生地黄を蒸し，その汁を使用することで血中の津液を補い，養血熄風する。防已，桂枝にて膈の機能的昇降不利を改善する（木防已湯の防已，桂枝に近い）。防風は内風を治す。桂枝，甘草は桂枝甘草湯の意で，胃中の気津を心・心包に運び上げる。桂枝と大量の地黄にて心中の陰血を補い，心神の安定をはかる（炙甘草湯の桂枝・地黄に近い）。

　酒に漬ける意味は，これらの生薬の気味を軽く引き出して，生薬の性質が血分に入りやすくするためである。酒は米の精微であり，人体の中の精微である血と，同気相求と昔の人は考えて，生薬が血中に入りやすくするために使用していると考える。

　防已地黄湯は本来「中風証」の処方ではあるが，痺証に応用することができる。

　本来の蒸した地黄汁と酒にひたした防已，防風，桂枝，甘草を合わせて用いるという煩雑な方法ではなくても，乾地黄，防已，防風，桂枝，甘草

を普通に煎じて用いれば、風湿病で陰血の虚したものに応用できる。
　実際の臨床においてRAの一部に私自身は防已地黄湯を使用しているし、また中国の文献にも防已地黄湯の使用例は少なからずある。

熱痺（湿熱痺）に対する処方
湿重：麻杏薏甘湯（杏仁薏苡湯）
湿熱併重：（宣痺湯）（加減木防已湯）桂枝二越婢一湯
熱重：越婢加朮湯（白虎加蒼朮湯）
（　）は経方以外の処方

経方以外で痺証によく使われる薬物

秦艽	苦辛平	去風湿，除黄疸，清虚熱	10〜15 g
木瓜	酸温	舒節活絡，和胃化湿	10 g
海桐皮	苦辛平	去風除湿，痛経止痛，殺虫止痒	10〜12 g
忍冬藤	甘寒	清熱解毒，去風通絡	15〜30 g
桑寄生	苦平	補肝腎，去風湿，養血安胎	10〜30 g
徐長卿	辛温	去風止通，温経通絡，解毒消腫	10〜15 g
松節	苦温	去風燥湿，活血止痛	10〜15 g
羌活	辛苦温	去風散寒，勝湿止痛	6〜15 g
独活	辛苦微温	去風除湿，通痺止痛	10 g
威霊仙	辛微苦温	去風除湿，通絡止通	10〜30 g
千年健	辛温	去風湿，強筋骨，止痛消腫	10 g
伸筋草	苦辛温	去風除湿，舒筋通絡，活血消腫	10〜15 g
桑枝	苦平	去風湿通経絡，利関節，行水気	10〜15 g
五加皮	辛苦温	去風湿，強筋骨	10〜30 g
蚕砂	辛甘温	去風除湿，活血通絡	10〜15 g
海風籐	辛苦微温	去風湿，通経絡	10 g
清風藤	苦辛平	去風湿，通経絡，利尿	10〜15 g
狗脊	苦甘温	去風湿，補肝腎，強筋骨	10〜15 g
虎杖	辛甘平	去風湿，破瘀通経（風在骨節間）	15 g
姜黄	苦辛温	破血行気，通経止通，駆風療痺	10 g

乳香	苦辛温	活血止痛，消腫生肌	6〜10 g
没薬	苦辛平	散瘀止痛，消腫生肌	6〜10 g
牛膝	苦酸平	散瘀通経絡，補腎，強筋骨	10〜15 g
補骨脂	辛苦温	補腎陽，治腰膝冷痛	5〜15 g
仙霊脾(淫羊藿)	辛甘温	去風湿，補腎助陽，壮筋骨	5〜15 g
地竜	鹹寒	清熱利水，通経絡	5〜15 g
白僵蚕	鹹辛平	熄風解痙，化痰，祛風泄熱 消腫散結(関節の変形に)	10 g

[参考処方]

○ 宣痺湯（温病条弁）

　防已　杏仁　滑石　薏苡仁　連翹　山梔子　半夏　赤小豆　蚕砂

○ 加減木防已湯（温病条弁）

　防已　石膏　桂枝　薏苡仁　杏仁　滑石　通草

○ 桑枝15〜30 g，地竜6 g，白僵蚕10 g，忍冬藤12 g，秦艽10 g，威霊仙6 g，丹参12 g，当帰9 g（乳没各6 g），薏苡仁30 g，防已12 g，滑石15 g，生甘草6 g，（あるいは加　黄耆15〜30 g，芍薬15 g，滋陰薬など）

[参考]

　慢性化したRAにおいては，ほとんどの場合，気虚・血虚が存在するので，各処方に黄耆・当帰を加味する。また陽虚の併存するものには，炮附子を処方に加える。

桂姜草棗黄辛附子湯・枳朮湯

条文

金匱要略・水気病脉証併治第十四

第30条　師曰，寸口脉遅而渋，遅則為寒，渋為血不足。趺陽脉微而遅，微則為気，遅則為寒，寒気不足，則手足逆冷，手足逆冷，則営衛不利，営衛不利，則腹満脇鳴相逐。気転膀胱，営衛倶労。陽気不通即身冷，陰気不通即骨疼。陽前通則悪寒，陰前通則痺不仁，陰陽相得，其気乃行，大気一転，其気乃散，実則失気，虚則遺尿，名曰気分。

第31条　気分，心下堅，大如盤，辺如旋杯，水飲所作，桂枝去芍薬加麻辛附子湯主之。
桂姜草棗黄辛附子湯方　桂枝三両　生姜三両　甘草二両　大棗十二枚　麻黄二両　細辛二両　附子一枚炮
上七味，以水七升，煮麻黄，去上沫，内諸薬，煮取二升，分温三服，当汗出，如蟲行皮中即癒。

第32条　心下堅，大如盤，辺如旋盤，水飲所作，枳朮湯主之。
枳朮湯方　枳実七枚　白朮二両
上二味，以水五升，煮取三升，分温三服，腹中耎，即当散也。

参考条文
傷寒論・弁脉法第一

第24条　……若陽気前絶，陰気後竭者，其人死，身色必青。陰気前絶，陽気後竭者，其人死，身色必赤，腋下温，心下熱也。

第29条　……若衛気前通者，小便赤黄，与熱相搏，因熱作使，遊

> 於経絡，出入臓府，熱気所過，則為癰膿。若陰気前通者，
> 陽気厥微，陰無所使，客気内入，嚔而出之，声溫咽塞，
> 寒厥相追，為熱所擁，血凝自下，状如豚肝，陰陽俱厥，
> 脾気孤弱，五液注下，下焦不盍，清便下重，令便数，難，
> 齊築湫痛，命将難全。
>
> 金匱要略・水気病脈証併治第十四
> 　第20条　師曰，寸口脈沈而遅，沈則為水，遅則為寒，寒水相搏，
> 跌陽脈伏，水穀不化，脾気衰則鶩溏，胃気衰則身腫。少
> 陽脈卑，少陰脈細，男子則小便不利，婦人則経水不通，
> 経為血，血不利則為水，名曰血分。

　傷寒論，金匱要略に載せられた処方は，名もない天才的な人間（一人か数名か不明。仮にXとする）が作ったものであり，張仲景が作ったものではない。張仲景は，その序文において，「……乃勤求古訓，博采衆方，撰用素問，九巻，八十一難，陰陽大論，胎臚薬録，併平脈弁証，為傷寒雑病論合十六巻，……」と述べ，博く衆方を採り，その他の本を参考にして，『傷寒雑病論』を作ったのである。したがって，傷寒論・弁脈法第一，平脈法第二，傷寒例第三は少なくともXの記したものではなく，張仲景あるいは王叔和の作になるものである。これらには，処方につながる条文にはみられない「陰気」「陽気」あるいは「五行論」が展開されている。

　傷寒例第三においては，「陰陽大論云……」や「……今搜採仲景舊論……」とあり，Xでも仲景でもないことがわかる。

　金匱要略・水気病脈証併治第十四第30条の条文の文体内容は，処方につながる条文の文体内容と異なっており，むしろ弁脈法第一に近い。したがって第30条の条文は，おそらく王叔和が記した条文と考える。しかしここではあえて解説しておく。

条文解説
金匱要略・水気病脈証併治第十四

第30条　師曰，寸口脈遅而渋，遅則為寒，渋為血不足。趺陽脈微而遅，微則為気，遅則為寒，寒気不足，則手足逆冷，手足逆冷，則営衛不利，営衛不利，則腹満脇鳴相逐。気転膀胱，営衛俱労。陽気不通即身冷，陰気不通即骨疼。陽前通則悪寒，陰前通則痺不仁，陰陽相得，其気乃行，大気一転，其気乃散，実則失気，虚則遺尿，名曰気分。

「師が曰く，寸口脈遅で渋のものは，遅は寒を，渋は血の不足を示している。趺陽の脈が微で遅のものは，微は気の不足を，遅は寒を示している。寒が盛んで気が不足すると，手足は逆冷する。手足が逆冷すると，営衛は不利する。外殻の営衛の運行が不利すると，腹部で寒気と陽気が相争い，腹満し，脇鳴する。下焦においては寒が盛んであり，追いやられた陽気は膀胱に転じて，そのために営衛は疲弊する。陽気が不通となると身体全部が冷え，陰気が不通となると骨節が痛む。陽気が陰気と併走せずに，先に通じると悪寒し，陰気が陽気と併走せずに，先に通じると痺れ，不仁（知覚麻痺）となる。陰気と陽気が相和すると気は巡り，大気一転して膀胱に鬱していた気は散じてしまう。気が実していれば失気（放屁）し，気が虚してしまうと遺尿する。これを気分と名づける。」

気血の不足した虚寒証の人を寒気が襲うと，「手足は逆冷」し，外殻の営衛は運行不利となる。外殻における営衛の減少は，腹部における気血の相対的過剰を来し，気は腹中の寒気と相争って，「腹満や脇鳴」を生じる。争いに敗れ，腹部から追いやられた気は，膀胱に転じて閉じ込められてしまう。そのために，外殻の営衛はますます疲弊してしまう。陽気が外殻において不通となると，手足の冷えのみではなく，「身体全体が冷え」てしまう。陰気が不通となると，骨節を潤すことができず，「骨疼」する。その後，陽気が陰気に先がけて通じると，全身的冷えは解消し，背部にのみ悪寒する。全身的冷えよりは，背部悪寒のほうが病態としては軽い。陰気が陽気に先がけて通じると，元来陽気の不足していた外殻において，ますます陽気は追い払われ「痺れて知覚が麻痺」してしまう。これは「身冷」

よりさらに重い病態である。陽気が先に通じて背部悪寒した後，陰気と陽気が相和して巡るようになると，膀胱に鬱していた気は散じ，気が実すると放屁して，大気一転するかのごとく全身を巡るようになる。一方，全身の陽気が不足し「痺不仁」となったものは，内においては膀胱の気化もできず，開閤作用が失調して遺尿となる。このような症状のあるものを気分という。

◆陰気・陽気について

ここで，傷寒論本来の条文には出てこない陰気・陽気について，少し説明をしておく。

『経方医学』1において，次のように定義した。

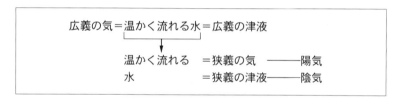

このように狭義の気＝陽気，狭義の津液＝陰気と考えると，理解しやすい。狭義の気は，体を温め防衛するのであるが，その性は熱性であり，火にたとえることができる。一方，狭義の津液は，全身を潤しており，その性は寒性であり，水にたとえることができる。広義の気は，この狭義の気（陽気）と狭義の津液（陰気）がバランス良く合わさって，全身を巡っている（陰陽の調和）。激しいスポーツをしているときには，狭義の気（陽気）の産生が，狭義の津液（陰気）の産生を圧倒的に上まわるため，発熱する。急性熱性疾患などの一般的邪正闘争においても同様に発熱する。また逆に，陰陽失調のために虚寒証となっている人は，狭義の気（陽気）の産生が，狭義の津液（陰気）の産生に較べ減少しており，そのため活動が鈍り，体が冷えたり，手足が冷えたりする。

したがって「陽前通」とは，寒気に対して正気が反発し，狭義の気（陽気）の産生を高め，相対的に陽気の多い広義の気として，運行されることを示している。これは繰り返すが全身的な冷え（身冷）ではなく，背部悪寒のみが存在する。一方「陰前通」とは，寒気に対して正気が反発できず，むしろ寒気に陽気は抑え込まれ，狭義の気（陽気）の産生が減少し，陽気の乏しい広義の気として運行されるのである。そのために「痺不仁」する。

金匱要略・水気病の中に，水気病に似ているが，水気病ではないものとして，第20条「名曰血分」，第30条「名曰気分」を挙げている。

第31条　気分，心下堅，大如盤，辺如旋杯，水飲所作，桂枝去芍薬加麻辛附子湯主之。
「気分の病で，心下は硬く，大きさは鉢の如くであり，その縁は円く杯のようである。これは水飲のせいである。桂枝去芍薬加麻辛附子湯が主治する。」

第32条　心下堅，大如盤，辺如旋盤，水飲所作，枳朮湯主之。
「心下部が硬く，大きさは鉢の如く，その縁が円いのは，水飲によって引き起こされたものである。枳朮湯がこれを主る。」

水気病脈証併治第十四第31条，第32条の違い
この2条の内容がほとんど同じであり，何らかの錯誤があると考えるべきである。第31条は気分の病であり，第32条の水気病との鑑別が必要となる。『医宗金鑑』では，第30条の条文の直後に「桂姜草棗黄辛附子湯」がつながり，第31条の「気分……水飲所作」までの文字を削除している。しかし第31条の条文全てを削除するのではなく，第30条との鑑別のためにあるとすると，似てはいるが，異なる点をあげるべきであろう。私的な見解を述べると，第31条は気分の病であり，気の異常が主体となる。したがって心下の状態について考えると，「心下堅」では第32条との鑑別は不可能になる。そこで第31条は気痞，第32条は水痞とすると良いのではないかと考える。

第31条を気痞とすると，「心下痞，大如盤，辺如旋杯」は残し，「水飲所作」を削除する。つまり気痞のために心下の昇降出入が不利し，心下は鬱した気により盤のごとく腫れ，杯の辺縁のごとくになる。つまり心下には，病理産物としての湿・飲・痰などの実体はなく，気の鬱滞による心下痞を呈する。したがってその痞は「瀉心湯証」と同じく，按じて堅あるいは硬ではなく，腫れてはいても比較的軟らかいはずである。
　よって第31条は「水飲所作」を削除し，次のように改訂する。
〈改訂〉
　　気分，心下痞，大如盤，辺如旋杯，桂枝去芍薬加麻辛附子湯主之。

　一方，第32条は水痞であり，心下には病理産物としての水飲の存在があり，そのため心下は堅く，盤のごとく腫れるのである。
　水気病のため，心下に水飲が貯留して，心下の昇降出入不利を来たしたものである。心下の出入不利は，肌気の還流を障害し，肌湿を発生させる。心下の飲は，時に直達路を上昇して，吐涎を生じることもある。
　つまり心下の異常については，一方は気痞，一方は水痞とその病理は異なっており，同じく心下が盤のごとく腫れていても，按ずることにより，その堅さによって鑑別可能となる。

処方解説
〈桂姜草棗黄辛附子湯〉
　第30条，第31条の病理は，結局寒気のために外殻の気（前通の衛気・後通の衛気・脈外の気・肌気）の運行が障害され，そのため心下の気は鬱して心下痞し，昇降出入は不利し，内部において余剰となった気が，裏の寒気と争い，種々の症状を生じるのである。
　第30条に「実則失気，虚則遺尿」の虚実二証が呈示されているが，桂姜草棗黄辛附子湯は虚証に対する処方である。桂姜草棗黄辛附子湯にて心下に鬱した気を散じ，胃気を前通の気，後通の気，脈外の気，肌気につなぎ，内外の気の運行を正常化する。

　　桂枝，麻黄，附子，生姜 ――――前通の衛気の推進

麻黄，附子，細辛 ――――――― 後通の衛気の推進
　　桂枝，麻黄，附子，生姜，細辛 ―― 脈外の気の推進
　　桂枝，生姜 ――――――――― 肌気の推進
　　大棗，炙甘草 ―――――――― 守胃
　　生姜，附子，細辛 ―――――― 胃腎の鼓舞
　　桂枝，麻黄，附子，生姜，細辛 ―― 心下の気の昇，出の推進

　桂枝湯から内方・下方へのベクトルを有する芍薬を去り，胃気を全方向（上・外・下）へ推進する処方ということができる。また脈外の気の推進は，外殻のみでなく，裏における気血の運行も推進する。

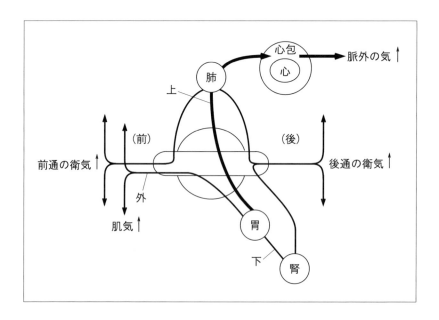

　以上，桂姜草棗黄辛附子湯について解説したが，前述したごとく，第30条はおそらく王叔和の記述したものであり，また第31条は，条文に錯誤があると考えている。

〈枳朮湯〉

　枳実，白朮にて，心下の飲を小腸→膀胱へと下降させ，さばいてゆく。

[参考]

　膠原病（M，C，T，D）の中年の婦人で，三年間，朝に唾液が際限なく湧き上がり，ティッシュペーパーが二箱必要となるという症例で，心下が痞硬しているものに枳朮湯を主として用い，治癒した。また肝硬変の腹水の治療にも，枳朮湯を加味して良効を得たこともある。

真武湯

条文

傷寒論

　第82条　太陽病発汗、汗出不解、其人仍発熱、心下悸、頭眩、身瞤動、振振欲擗地者、真武湯主之。

　　　方　茯苓　芍薬　生姜各三両切　白朮二両　附子一枚炮去皮破八片

　　　上五味、以水八升、煮取三升、去滓、温服七合、日三服。

　第316条　少陰病、二三日不已、至四五日、腹痛、小便不利、四肢沈重疼痛、自下利者、此為有水気。其人或咳、或小便利、或下利、或嘔者、真武湯主之。

　　　後加減法　若咳者、加五味子半升、細辛一両、乾姜一両。若小便利者、去茯苓。若下利者、去芍薬、加乾姜二両。若嘔者、去附子、加生姜、足前為半斤。

参考条文

　第67条　傷寒、若吐、若下後、心下逆満、気上衝胸、起則頭眩、脈沈緊、発汗則動経、身為振振揺者、茯苓桂枝白朮甘草湯主之。

　　　茯苓桂枝白朮甘草湯方　茯苓四両　桂枝三両去皮　白朮　甘草各二両炙

　　　上四味、以水六升、煮取三升、去滓、分温三服。

　　　桂枝去桂加茯苓白朮湯方　芍薬三両　甘草二両炙　生姜切　白朮　茯苓各三両　大棗十二枚擘

　　　桂枝附子去桂加白朮湯　附子三枚炮去皮破　白朮四両　生姜三両切　甘草二両炙　大棗十二枚擘

条文解説

第82条　太陽病発汗，汗出不解，其人仍発熱，心下悸，頭眩，身瞤動，振振欲擗地者，真武湯主之。

「太陽病を発汗し，発汗後も発熱し，心下悸，頭眩，体が震えて（身瞤動）ふらふらと倒れそうになる（振振欲擗地）ものは，真武湯がこれを主る。」

太陽病に対して誤発汗し，多量の汗をかき，表邪はすでに存在しないにもかかわらず，発熱は癒えない。誤発汗により，汗として皮気・肌気・脈外の気を失い，胃・心包・腎の気は虚す。また心下の昇降出入不利を来す。

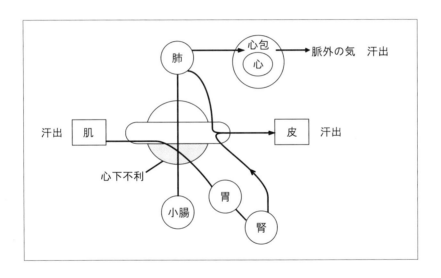

胃気の不足による胃飲の発生や，胃気不守および心下不利による胃飲の心下への貯留を生じる。また胃気は，心下不利により上方肺（胃→心下・膈・胸→肺→心・心包）および胃飲のため下方腎（胃→腎）へつながらず，守られない胃気は外肌に漏出し「発熱」する。この発熱の病理機序は，邪正闘争を担うために，胃気が鼓舞されて外肌に向かうのとは違い，胃虚（胃不守）による外肌への胃気の漏出である。

これは四逆湯証における裏寒外熱（真寒仮熱）の病理機序に近い。

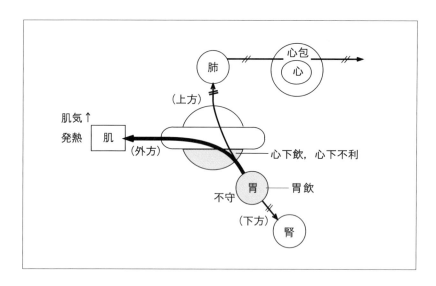

　後通の衛気を汗で失い，虚している腎は，胃気による涵養を失い，さらに虚してしまい気化作用が衰え，水気を発生する。水気を伴った腎気が，昇降不利している心下に昇り「心下悸」する。ただし上衝や奔豚のように，胃気が腎に過剰に注ぐため激しく下から上に突き上げるのとは異なっている。守られない胃気が，胃飲や心下の飲を伴って直達路を頭部に上昇すると，「頭眩」を生じる。

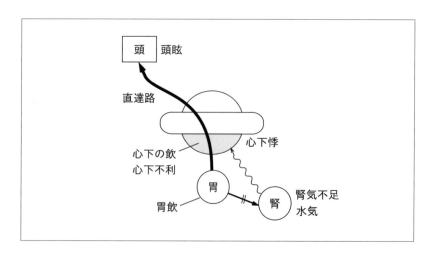

心下不利により，肌の還流が障害され，外殻にも湿を生じる。また胃気は，上方の肺・心・心包へつながらないため，脈中の血・脈外の気は，肉や筋を養えず，ぶるぶると震える（「身瞤動」）。気血により養われない肉は，力が入らず，ふらふらとして立っていられない（「振振欲擗地」）。

外殻における湿の存在も，脈中の血や脈外の気の運行の障害となり，「身瞤動」「振振欲擗地」を増悪させる。

発熱　：胃気不足（裏寒）→不守→外肌へ漏出（外熱）
心下悸：腎気不足→気化不足→腎水→心下
頭眩　：胃気不守→心下の飲→直達路→頭部

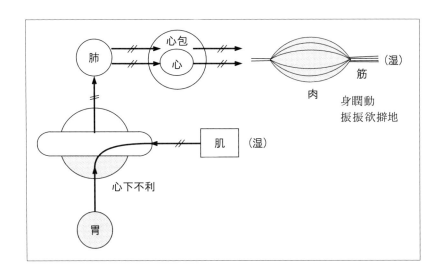

第316条　少陰病，二三日不已，至四五日，腹痛，小便不利，四肢沈重疼痛，自下利者，此為有水気。其人或咳，或小便利，或下利，或嘔者，真武湯主之。
「少陰病で二三日で治らず，四五日経過し，腹痛，小便不利，四肢沈重疼痛，自下利するようになったものは，真武湯がこれを主る。」

少陰病で数日経過し，胃・腎の陽気が不足し，胃飲や心下の飲を発生し，

心下の出入不利のため，肌の還流は悪化し，肌・肉には湿を生ずる。腎気不足による膀胱の開闔失司により「小便不利」も発生する。胃気が不足し，小腸を養えず，また腎気不足による腎の気化の衰えのため，気化が小腸に及ばず，小腸の分別作用が失調し「自下利」となる。肌・肉の湿により脈外の気の運行が悪化し「四肢沈重」となる。同じく脈中の血も，小腸の絡や肉中の絡を養わず「腹痛」「四肢疼痛」を生じる。「或咳，或小便利，或下利，或嘔」については，すべて心下の飲による症候である。心下の飲のために心下の昇降不利を生じ，肺の宣散粛降が失調し「或咳」，心下の飲が膀胱に下流すると「或小便利」，大腸に下流すると「或下利」，心下および胃飲のために胃気が口に上逆すれば「或嘔」を生じる。

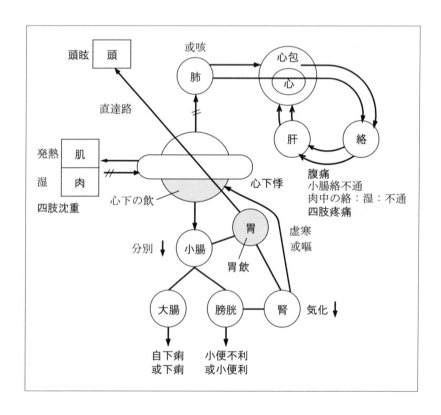

処方解説

　生姜, 附子で胃気を鼓舞し, 胃飲をさばく。芍薬, 生姜で胃気を腎に供給し, 附子で腎気を鼓舞し, 補腎する。芍薬は, 肌・肉の湿の還流をはかり, また心下から小腸・膀胱・大腸への第二粛降を高める。附子, 生姜で鼓舞された胃気は, 脈中の血, 脈外の気に注がれ, これらを推進し, 芍薬の血の還流の推進作用と合わせて, 通絡する。白朮は, 心下の飲をさばき, その結果肌・肉の湿の還流をはかる。茯苓は, 腎水をさばき, また皮水, 過剰な血中の水, 胸中の水をさばく。白朮, 茯苓についての詳細は, 後述する。

◆白朮について

　傷寒論, 金匱要略においての各処方中の白朮の量に注目してみると, 以下の如き大雑把な法則が浮かんでくる。

心下の飲を去る：二両の白朮
　枳朮湯, 真武湯, 沢瀉湯, 苓桂朮甘湯, 茯苓戎塩湯
胃および心下の飲を去る：三両の白朮
　黄土湯, 桂枝人参湯, 人参湯,『外台』茯苓飲, 茯苓沢瀉湯
主として外殻（肌・肉）の湿を去る：三～五両の白朮
　越婢加朮湯（千金方・四両）, 桂枝附子去桂加白朮湯（四両）, 桂枝去桂加茯苓白朮湯（三両）, 桂芍知母湯（五両）, 附子湯（四両）, 防已黄耆湯（千金・風痺門. 四両）, 麻黄加朮湯（四両）

この原則からはずれている処方。
　甘草乾姜茯苓白朮湯（二両）, 甘草附子湯（二両）, 朮附湯（近効方・二両）, 白朮附子湯（二両）, 麻黄升麻湯（六銖）
　このうち白朮附子湯は,「若大便堅, 小便自利者, 桂枝附子去桂加白朮湯主之。」とあるが, その処方内容は, 全体量が桂枝附子湯の半量になっている。

桂枝附子湯：桂枝四両　生姜三両　附子三枚　甘草二両　大棗十二枚
白朮附子湯：白朮二両　生姜一両半　附子一枚半　甘草一両　大棗六枚

　したがって本来の白朮附子湯は，この処方内容の二倍あったと考えられるので，白朮二両が四両となり，外殻に湿の存在するものに対する白朮の使用量と合致する。甘草附子湯も去桂加白朮湯（白朮四両）よりも外殻の湿の量が少ないため，特に二両となっている。また附子，桂枝の併用にて発汗して外殻の湿をとることができるので，白朮二両と少ないともいえる。

◆茯苓について

　茯苓は，主として皮の湿，胸中の飲，血中の水を去る。その他に膈・腎の水を去ることができる。
「膈間支飲，……宜木防已去石膏加茯苓芒硝湯主之。」（茯苓四両）
「……心下有支飲故也。小半夏湯主之。」
「……膈間有水，……小半夏加茯苓湯主之。」（茯苓三両）
　これらの処方における茯苓は，膈間の水を去っている。また桂苓五味甘草湯，苓甘姜味辛夏仁黄湯における茯苓（四両）は，腎水に対して使用されている。苓桂甘棗湯（茯苓八両），苓桂朮甘湯（茯苓四両）も同様である。

白朮と茯苓のまとめ

　これらのことをまとめてみると，およそ次のようになる。

```
白朮：外殻（肌，肉）の湿に三～五両 ⎫
　　　胃，心下の飲に三両　　　　　　⎬を使用する。
　　　心下の飲に二両　　　　　　　　⎭
茯苓：胸・膈・皮・腎・膀胱の湿や飲をさばく。
```

真武湯

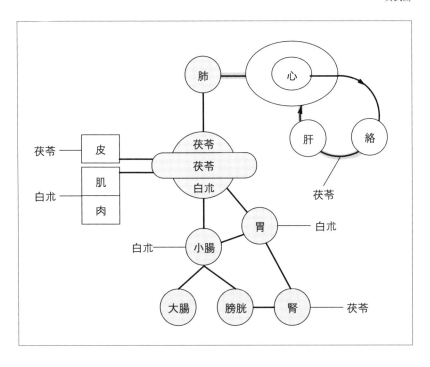

附子湯

条文

傷寒論
　　第304条　少陰病，得之一二日，口中和，其背悪寒者，当灸之，
　　　　　　附子湯主之。
　　　　方　附子二枚炮去皮破八片　茯苓三両　人参二両　白朮
　　　　　　四両　芍薬三両
　　　　　　上五味，以水八升，煮取三升，去滓，温服一升，日三服。

　　第305条　少陰病，身体痛，手足寒，骨節痛，脈沈者，附子湯主之。

金匱要略・婦人妊娠病脈証併治第二十
　　第3条　婦人懐娠六七月，脈弦発熱，其胎愈脹，腹痛悪寒者，
　　　　　　少腹如扇，所以然者，子臓開故也，当以附子湯温其臓。

条文解説

傷寒論
　　第304条　少陰病，得之一二日，口中和，其背悪寒者，当灸之，附子湯
　　　　　　主之。
　　　　　　「少陰病で，一日から二日経過し，口中が和して，背部が悪寒
　　　　　　するものは，まさに灸をすべし。附子湯がこれを主る。」

　この条文は，「少陰病になって一〜二日」「口中和」「背悪寒」の症候しか記載されていない。少陰病なので胃・腎の陽気不足がある。胃の陽気不足による胃寒があり，また胃の守胃機能の失調のため，陽気の不足した胃気は，外肌に押し出され，肌湿となる。それゆえ，胃の陽気不足による胃飲の発生はない。胃寒および胃中の無飲により「口中和」と記している。「口中和」は口渇・口苦などの裏熱の症状や，嘔吐などの胃飲の存在を否

定しているものであり，裏寒を否定するものではない。腎気の不足により，後通の衛気が不足し，「背悪寒」する。

　　胃：陽気不足→胃寒→胃不守→胃津外溢→肌湿
　　腎：陽気不足→後通の衛気減少→背悪寒

　一般にいう広義の胃気は，陽（陽気）と陰（津）のバランスがとれているが，第304条，第305条の胃気は，陽（陽気）が少なく，相対的に陰（津）が勝ったものである。

　　第305条　少陰病，身体痛，手足寒，骨節痛，脈沈者，附子湯主之。
　　　　　　「少陰病で，身体が痛み，手足が冷え，骨節痛し，脈沈のものは附子湯がこれを主る。」

　少陰病で，胃・腎の陽気が不足した裏の虚寒証であり「脈沈」を呈す。胃寒のため胃気は守られず外肌に追出され，肌・肉・骨節に湿を発生する。胃気は外肌へ游溢し，上方の肺，下方の腎へはつながらない。具体的には胃気は上方（胃→肺→心→脈中の血），（胃→肺→心包→脈外の気）（胃→肺→前通の衛気）に供給されない。胃気が腎へも供給されず，胃→腎→後通の衛気（肺の宣散も必要）も減少し，「手足寒」となる。肌・肉・骨節には湿があり，脈中の血，脈外の気も減少しているので，肌・肉・骨節における絡が不通となり，「身体痛」「骨節痛」を生じる。

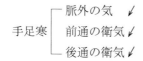

金匱要略・第二十
　　第3条　婦人懐妊六七月，脈弦発熱，其胎愈脹，腹痛悪寒者，少腹如扇，
　　　　　　所以然者，子臓開故也，当以附子湯温其臓。
　　　　　　「妊娠六七カ月で，脈弦，発熱し，下腹が扇のごとく脹り，腹痛

悪寒するものは，子臓が開いたからである。附子湯で子臓を温めるべし。」

　妊娠六カ月の頃に，外界の寒気を蒙って，急に生じた病症である。少陰病の附子湯証のごとく，元来胃・腎が不足した状態であれば，六，七カ月も妊娠を継続することは不可能であろう。妊娠六，七カ月という時期は，胎児のために母体の気血がかなり消費されるので，気血不足は生じやすい。しかし特別な事故がない限り出産に至る。しかしこの病症は，不幸にして妊娠六，七カ月の頃に急に寒気にさらされて，そのために裏（胃・腎・血室）が冷やされて生じている。寒気が胃を冷やすと，胃気は守られず，外肌に追出され，「発熱」する。ただしこの時の胃気そのものは，急な病症であり，陽気の不足はないので，発熱を来す。もし第304条，第305条のように，少陰病で発症した場合は，胃気の陽気が減少し陰気（津）が主体となっており，それが外溢して湿となる。

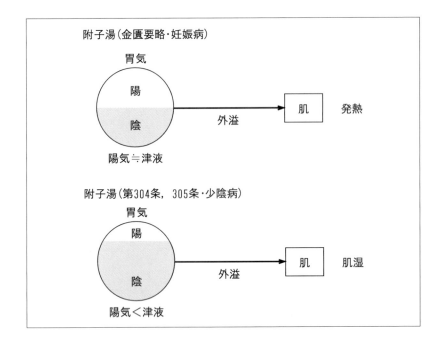

胃気は守られず，外肌に追出されたために，脈中の血につながらず，脈中の血の運行が悪化する。腹中には寒気のために冷えがあり，血の運行はますます悪化し，絡の不通を来し，「腹痛」を生じる。また胃気は腎にもつながらず，腎気も不足し，後通の衛気は減少し，「悪寒」する。胃・腎・腹中および血室も冷える。前述した理由で，血室の絡の運行も悪化する。胃・腎と血室は密接に関係しており，胃気は血室を養い，腎の気化や開閉作用も血室に及ぶ。とりわけ腎の不足のために開閉作用が失調すると，血室（子臓）は閉じていることを続行できず開いてしまい，流産の危険がある。そのために「下腹は脹って痛む」のである。附子湯で裏を温め（特に子臓），流産の危険を回避する。

（「少腹如扇」は別の解釈として，扇であおいだごとくに少腹が冷えるという説もある。しかし金匱要略・水気病第31条に，「……心下堅，大如盤，辺如旋杯……」（桂枝去芍薬加麻黄細辛附子湯）や，婦人雑病第13条に「婦人少腹満，如敦状……」（大黄甘遂湯）を見ると，如以下の文字は形態を示していると考えられるので，「扇のごとく広がっている」と解釈する。）

処方解説

　人参，白朮にて守胃し，胃気が外肌へ游溢することを防ぐ。芍薬，白朮にて，外殻（肌・肉・骨節）に存在する湿をさばく。附子，芍薬にて，脈中の血を温め，動かし，通絡する。附子，茯苓にて，腎の気化を高める。また血中の陽気不足や津液過剰に対しても，附子で陽気を立ち上げ，茯苓で過剰な津液を血中から去ることができる。附子湯証には胃中の飲は存在しないので，生姜は必要ない。

　四両の白朮は外殻の湿に対応している。

真武湯と附子湯の比較

	芍薬	茯苓	白朮	附子	生姜	人参
真武湯	三両	三両	二両	一枚	三両	
附子湯	三両	三両	四両	二枚		二両

真武湯と附子湯の構成生薬は似ているが、その病理に違いがある。真武湯証には心下の飲、胃中の飲が存在する。二両の白朮で心下の飲を、三両の生姜で胃中の飲をさばく。一方、附子湯証は、肌湿が主であり、心下の飲は存在しても良いが、胃中の飲はない。胃においては、胃寒による胃の守胃機能の失調が主たる病理となる。そのために附子湯には生姜が入らず、人参二両が入る。また四両の白朮は、守胃作用も発揮する。

　真武湯も附子湯も、胃・腎の不足による裏の虚寒証であるが、真武湯は、胃飲や心下の飲が、守られない胃気に伴って上、外方へ動く。附子湯は、相対的に陽気の少ない胃気が、守胃作用の失調により、肌に向かって外出し、肌の還流能力を越えるため、肌・肉・骨節に湿を生じる。金匱要略の附子湯は、外界の寒気により急に生じた病症なので、胃気は寒気により外肌に追出されて発熱を生じる。この場合、胃気そのものの陽気はそれほど減少していないので、発熱となる。また胃気は外方に向かうため、上方の脈中の営血や脈外の気につながらず、さらに外殻（肌・肉・骨節）における湿のため、気血の運行は障害され、「身体痛」「骨節痛」を生じる。

　附子湯は、守胃がその効能の第一であり、人参二両、白朮四両を使用する。白朮は守胃に関しては、上、外方への胃気の流出を防ぐことが可能である。胃の虚寒による守胃機能の失調により、胃気が肌に外溢するので、胃中に飲は存在しない。したがって生姜は必要ない。陽気の少ない胃気（陽気＜津液）が肌に外溢すると、外殻の湿となり、陽気の比較的多い胃気（陽気≒津液）が肌に外溢すると、発熱となる。附子と芍薬の併用は、脈中の血を温め、動かし、通絡する。白朮と芍薬の併用にて、肌の還流路を推進し、肌および肉、骨節の湿を去る。附子、茯苓は、腎の気化を高め、また血中の陽気不足や津液の過剰のあるものに対しても作用を発揮する。

桂枝甘草湯

条文

> 傷寒論
> 　第64条　発汗過多，其人叉手自冒心，心下悸欲得按者，桂枝甘
> 　　　　　草湯主之。
> 　　方　桂枝四両去皮　甘草二両炙
> 　　　　上二味，以水三升，煮取一升，去滓，頓服。
> 　（弁発汗後病脈証併治第十七第97条にも同じ条文がある。）

条文解説

　第64条　発汗過多，其人叉手自冒心，心下悸欲得按者，桂枝甘草湯主之。
　　「過度の発汗後，心下で動悸がして，胸が苦しいために，自分の両手で胸を押さえつけるものは，桂枝甘草湯がこれを主る。」

　発汗過多により，主として脈外の気を失う。脈外の気は，胃→肺→心包→脈外の気へと供給されるが，脈外の気を一時的に多量に失うことにより，心包の気は虚してしまう。虚して苦しい胸を，自らの手で押さえる「其人叉手自冒心」（喜按）。発汗過多は，心下の昇降出入にも影響する。特に心下の昇降作用が失調し，胃気は上方の肺へ向かいにくくなり，虚した心包を養わず，下方の腎に注ぐ。上焦・心包の虚に誘発されて，腎気は上衝する。しかし心下の昇降不利があるため，それ以上昇れず「心下悸」する。条文には「上衝」の記載はないが，この病理機序は，他の苓桂剤の上衝と同じである。

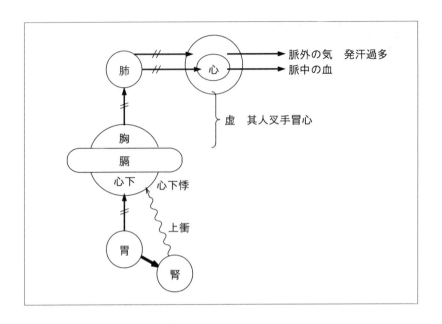

　発汗により胃気も当然失われるのであるが，虚の側面としては，主として心包に局在している。上焦・心包の虚に対して下焦の腎は，胃気の過剰な供給を受けて，腎気の固摂作用を越えてしまい，心包に向かって上衝する。

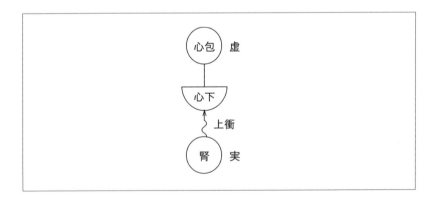

　心包（上），腎（下）における正気の虚実のアンバランスが，衝気を招いている。

処方解説

　発汗過多のために，心包の気および胃気を失っており，炙甘草二両にて守胃し，また胃気を生じさせる。これを桂枝四両にて虚している心包に運び，充填する。さらに胃→腎→上衝というベクトルに対して，胃→肺→心包へのベクトルを推進し，上衝を治す。

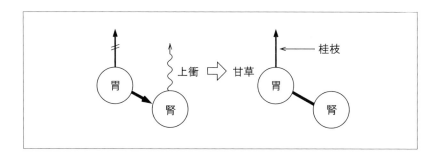

　桂枝はまた，胸・膈・心下の昇降不利をも改善する。この桂枝甘草湯は，後述する苓桂剤（苓桂朮甘湯，苓桂甘棗湯，苓桂味甘湯）のベースとなる処方である。

　桂枝甘草湯の方意は，桂枝去芍薬湯に比較的近い。桂枝去芍薬湯は，「太陽病，下之後，脈促，胸満者」で，誤下により胸満（虚満）を生じている。ただし胸気が虚して胸満するが，腎気の上衝はみられない。一方，桂枝甘草湯は，誤発汗により心包の気が虚して「其人叉手自冒心」し，そのために腎気の上衝を惹起し，虚満による胸満よりは切迫した症状の心下悸を呈する。ゆえに桂枝去芍薬湯よりは，処方の効力をより強める必要がある。そのため桂枝を三両から四両に増量し，しかも頓用であり，守胃作用のある甘草，大棗のうち大棗を省き，多方向性のある生姜を使用しない。桂枝四両，炙甘草二両にて，明確かつシャープに胃気を心包に運び上げるのである。ちなみに桂枝甘草湯（1回で頓服）の1回服用分の桂枝と甘草は，桂枝去芍薬湯（用量1回1/3）と比較して，桂枝は4倍，甘草は約3倍である。

◆上衝・奔豚・悸・煩について

　下焦の腎から気や水気が上に向かって昇ってゆくことにより，上衝・奔豚・悸などが生じる。悸は，胃気が心下・胸などに昇り，生じることもあるが，上衝・奔豚は，下焦の腎から気あるいは水気が上に向かって昇ることにより生じる。例外としては,傷寒論第166条「……気上衝咽喉不得息者，此為胸有寒也。……宜瓜蒂散。」(胸中に寒があるために，胸気が不利し，胃気が上に昇れず，腎に注いで上衝する)と，第326条「厥陰之為病，消渇，気上撞心，心中疼熱……」(胃陰が不足し，胃中には熱を生じ，守られない胃気が熱となって心に向かう)などがある。

　煩（心煩，虚煩，煩躁）は，直接的には胸・心包における熱（虚熱，実熱）により生じる。

　この熱は，大きく以下の三種に分類される。

　　① もともと胸・心包に存在する。
　　② 胃が病理の源となっている。胃熱，胃不守などにより，胃気が過剰に胸・心包へ向かい生じる。また胃の虚寒のために，胃不守となり，胃気が胸・心包へ向けて追出されていて生じる場合もある。
　　③ 腎が病理の源となっている。腎陰が不足し，陰虚陽亢し，胸・心包に熱を帯びて生じる。

　悸は，下焦から過剰な気や水気が昇ってくる場合か，あるいは胃気が過剰に昇る場合に起こる。また心下・胸などの昇降不利のために生じることもある。

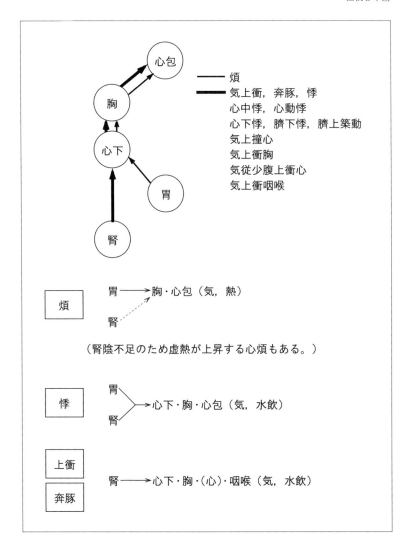

　悸は，腎から気あるいは水飲が上衝して起こる場合が多い。しかし臨床的に，胃気が昇って起こっていると考え得るものもある。
　例えば　① 食後しばらくして，動悸（胸，心）がする。
　　　　　② 悪心，嘔吐と同時に動悸（胸，心）がする。
傷寒論第102条「傷寒二三日，心中悸而煩者，小建中湯主之。」の条

文も参考にされたい。

　　煩躁は，熱により心神が乱されて生じる。
　　　煩：自覚的症状
　　　躁：多覚的症状

[参考]
『傷寒論辞典』（劉渡舟主編・解放軍出版社）　P446より転記。
① 陽明熱盛，擾動心神，故煩躁。
② 外邪束表，裏熱鬱遏，不得宣泄，故煩躁。
③ 心陽傷動，神失需養，不能潜斂於心，故煩躁。
④ 汗出太過，消耗津液，胃気不和，故煩躁。
⑤ 陰盛陽微，虚陽上擾，故煩躁。
⑥ 邪盛正衰，真気散乱，神不主舎，故煩躁。
⑦ 陽鬱求伸，駆邪外出，故煩躁。

桂枝甘草竜骨牡蛎湯

条文

第118条　火逆下之,因焼針煩躁者,桂枝甘草竜骨牡蛎湯主之。
　方　桂枝一両去皮　甘草二両炙　牡蛎二両熬　竜骨二両
　　　上四味,以水五升,煮取二升半,去滓,温服八合,日三服。

条文解説

第118条　火逆下之,因焼針煩躁者,桂枝甘草竜骨牡蛎湯主之。
　　　「火灸による誤治をし,またこれを誤下する。焼針によって煩躁するものは,桂枝甘草竜骨牡蛎湯がこれを主る。」

　火逆,つまり焼針や灸など,火を使用する治療法による誤治を行い,さらにこれを誤下する。焼針をした後に煩躁するもので,誤下を行ったものは,桂枝甘草竜骨牡蛎湯がこれを主治する。焼針により,主として脈外の衛気を失い,心包は気陰を失う。煩躁の治療のため,さらに誤下を行い,胃の気陰も失う。心包,胃はともに気や津液を失うが,相対的には陰（津液）の不足が甚だしい。陰が陽を制約できず,心包の陽気は乱れ,虚熱を持ち煩躁する。

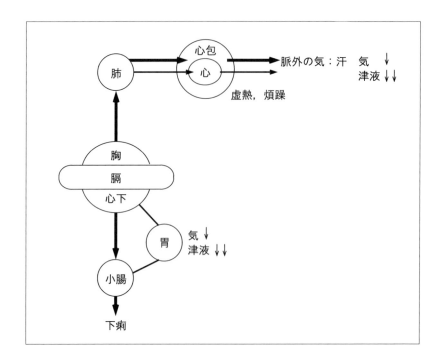

処方解説

　二両の甘草にて胃の気津を養い，守胃する。一両の桂枝にて胃の気津を肺・心・心包につなげる。竜骨，牡蛎にて止汗，止痢し，陽気・陰気を固摂，収斂し，煩躁を治す。特に心神の乱れを治し，安神する。桂枝甘草湯は，桂枝：甘草＝２：１であるが，桂枝甘草竜骨牡蛎湯は桂枝：甘草＝１：２となっている。この点より守胃に重点がおかれていることがわかる。辛・温の桂枝は少量使用し，竜骨，牡蛎にて心神を安んじて煩躁を除く。

| 竜骨・牡蛎 |

『経方医学２』P64-65，『経方薬論』P109，P118参照

《苓桂朮甘湯・苓桂甘棗湯・苓桂味甘湯などの総論》

	茯苓	桂枝	白朮	甘草	大棗	五味	生姜	沢瀉
苓桂朮甘湯	四両	三両	三両	二両				
苓桂甘棗湯	八両	四両		二両	十五枚			
苓桂味甘湯	四両	四両		三両		半升		
茯苓甘草湯	二両	二両		一両			三両	
茯苓沢瀉湯	八両	二両	三両	二両			四両	四両
苓姜朮甘湯	四両		二両	二両	乾姜四両			
五苓散	十八銖(3)	十二銖(2)	十八銖(3)		猪苓十八銖(3)			三十銖(5)

　苓桂剤として知られる苓桂朮甘湯，苓桂甘棗湯，苓桂味甘湯の病理は，三湯ともに気上衝胸，奔豚（欲作），気従少腹上衝胸咽など，気が腎から上に上衝する証に使用される。腎の気化作用は衰え，腎に水飲を生じ，その水飲が気の上衝とともに上に昇る。これに対して，腎の水飲をさばき，腎の気化を助けるために四両以上の茯苓を使う。また胃→腎→上衝という病理的ベクトルに対し，桂枝三両または四両，甘草二両または三両を使って，腎→胃→胸→肺の方へ方向転換させる。

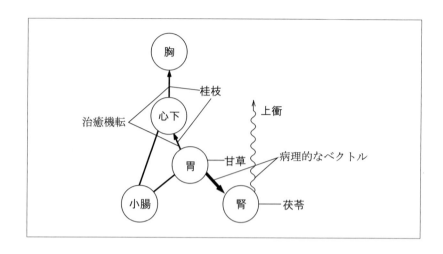

　茯苓甘草湯および茯苓沢瀉湯は，茯苓，桂枝を使用しているが，桂枝は二両しか使用していない。腎気の上衝を防止する目的で桂枝を使用しているのではない。桂枝は胃気を，胃→心下→胸→肺へと引き上げる，とりわけ膈を挟む心下→胸における昇を主っていると考える。したがって，この二湯はいわゆる苓桂剤の範疇には入らない。

苓桂朮甘草湯

条文

傷寒論
　第67条　傷寒, 若吐, 若下後, 心下逆満, 気上衝胸, 起則頭眩, 脈沈緊, 発汗則動経（瘈）, 身為振振揺者, 茯苓桂枝白朮甘草湯主之。
　方　茯苓四両　桂枝三両去皮　白朮甘草各二両炙
　　　上四味, 以水六升, 煮取三升, 去滓, 分温三服。

金匱要略・痰飲咳嗽病脈証併治第十二
　第16条　心下有痰飲, 胸脇支満, 目眩, 苓桂朮甘湯主之。
　方　茯苓四両　桂枝三両　白朮三両　甘草二両
　　　上四味, 以水六升, 煮取三升, 分温三服, 小便則利。
　（白朮三両は二両の間違いと考える。）

　第17条　夫短気有微飲, 当従小便去之, 苓桂朮甘湯主之, 腎気丸亦主之。

条文解説

第67条　傷寒, 若吐, 若下後, 心下逆満, 気上衝胸, 起則頭眩, 脈沈緊, <u>発汗則動経（瘈）</u>, 身為振振揺者, 茯苓桂枝白朮甘草湯主之。
「傷寒病で誤吐, あるいは誤下し, そのために心下逆満したり, 気が腎から胸に上衝し, 起立すると頭眩し, 脈沈緊で身体がゆらゆらと揺れるようなものは, 苓桂朮甘湯がこれを主る。もしさらに誤発汗すると動経（瘈）する。」

　誤吐, あるいは誤下により, 胃の守胃機能が失調する。また胃気の不足による胃飲を生じる。胃飲は守胃機能の失調のため, 胃から心下に至り「心

下逆満」する。さらに心下の飲のため，胃気は心下から上に昇りにくく，下方の腎に多く注ぎ込み，腎の気化の限界を越える。そのために腎気は，心下の飲を伴って，「胸に上衝」したり，頭に上り「頭眩」となる。これは苓桂朮甘湯の主治である。

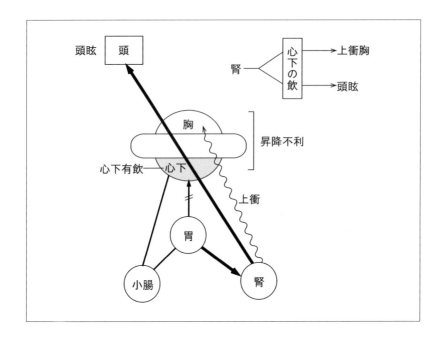

心下および腎に水気があり，「脈は沈緊」を呈し，「ふらふらと体が揺れる」。このような状態でさらに誤発汗すると，肌・肉・筋の津液は失われ筋が養なわれずピクピクと痙攣するようになる。このような状態は苓桂朮甘湯の適応ではない。

◆動経について

経（經）『大漢和辞典』十八　ゆれる
　　　　　　　　　　　　　（淮南子，精神訓）
　　　　　　　　　熊経鳥伸（注：動揺也）

巠　　　『大漢和辞典』
　　　　①地下水。②垂直に立つ波。③水の広大なさま。
　　　　④地名。⑤あるいは巠に作る。
　経（經）は痙に通じるとみる。
　したがって「動経」をピクピクと痙攣するという意味にとる。

参考条文
金匱要略・痙湿暍病脈証第二
　第4条　太陽病，発汗太多，因至痙。
　第5条　夫風病下之則痙，復発汗必拘急。
　第6条　瘡家雖身疼痛，不可発汗，汗出則痙。
　第7条　病者，身熱足寒，頸項強急，悪寒，時頭熱，面赤目赤，独
　　　　　頭動揺，卒口噤，背反張者，痙病也。

動経も痙病も誤発汗（あるいは誤下）などにより，津液を失って生じる。病理機序は近いが，動経の方が痙病よりも症状としては軽い。

〈苓桂朮甘湯〉
① 第67条　……発汗則動経，（身為振振揺者），……　　　　「燥」
〈真武湯〉
② 第82条　……心下悸，頭眩，身瞤動，振振欲擗地者，……　「湿」

　①は傷津により，②は湿により，筋が養われずに生じる。
　同様に痙病においても，①傷津による栝楼桂枝湯，②湿による葛根湯の違いがある。

処方解説
　四両の茯苓で腎の水気をさばき，腎の気化を助ける。三両の桂枝にて，腎から頭，胸へ上衝する気を胃から心下→胸→肺の方へ転換する。二両の白朮にて心下の飲をさばき，小腸，膀胱から尿として排出させ，心──胸の昇降を調える。甘草にて守胃し，胃気が下方腎へ多く向かうのを留める。

白朮：心下の飲を治す
　　　茯苓：腎水を治す。また，胸・脇の水をさばく

金匱要略・痰飲咳嗽病脈証併治第十二
　第16条　心下有痰飲，胸脇支満，目眩，苓桂朮甘湯主之。
　　　「心下に痰飲があり，胸脇支満し，目眩するものは，苓桂朮甘湯が主治する。」

　第17条　夫短気有微飲，当従小便去之，苓桂朮甘湯主之，腎気丸亦主之。
　　　「短気し，微飲のあるものは，苓桂朮甘湯がこれを主治する。また腎気丸もこれを主治する。」

　金匱要略の2条の苓桂朮甘湯の条文もその病理は，基本的には傷寒論第67条と同じである。ただし「胸脇支満」と「短気」について，若干の説明をする。
［胸脇支満］
　心下に飲が存在し，胸・心下の昇降が不利すると，胸・脇にも飲が及ぶ。さらに飲は，膈の出入の道にも及ぶ。そのため，胸・脇が支満する。

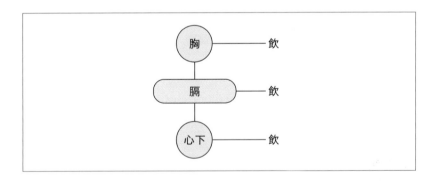

［短気］
　胸・心下の昇降が不利するので，その結果，肺の宣散粛降は不利し，「短気」を生じる。

苓桂朮甘湯

[**腎気丸亦主之**]

　苓桂朮甘湯は，胃の守胃機能が失調し，心下に飲があるため，胃気は腎の気化能力を越えて腎に注ぎ込み，上衝と水気を生じる。したがって病理の第一原因は胃にあり，その影響が腎に及んでいる。

　逆に腎気丸の方は，第一原因が腎の気化作用の失調にあり，腎の気化が胃に及ばず，胃気が障害され，胃飲を生じ，それが心下に昇り，その結果として胸・心下の昇降不利を来し「短気」する。

　　苓桂朮甘湯証：胃気（↓）→飲→心下の飲
　　腎気丸証　　：腎気（↓）→胃気（↓）→飲→心下の飲

　同様の症状を呈していても，その病理機序が異なるため，二処方を併記している。

茯苓桂枝甘草大棗湯

条文

傷寒論
　　第65条　発汗後，其人臍下悸者，欲作奔豚，茯苓桂枝甘草大棗湯主之。
　　　方　茯苓半斤　桂枝四両去皮　甘草二両炙　大棗十五枚擘
　　　　　上四味，以甘爛水一斗，先煮茯苓，減二升，内諸薬，煮取三升，去滓，温服一升，日三服。作甘爛水法，取水二斗，置大盆内，以杓揚之，水上有珠子五六千顆相逐，取用之。

金匱要略・奔豚気病脈証治第八
　　第5条　傷寒論・第65条と同じ。

条文解説

　　第65条　発汗後，其人臍下悸者，欲作奔豚，茯苓桂枝甘草大棗湯主之。
　　「発汗後，臍下悸するものは，まさに奔豚を発しようとしている。茯苓桂枝甘草大棗湯がこれを主治する。」

　発汗により，皮・肌の気津および脈外の衛気（気津）を失う。汗は胃の気津そのものであり，発汗により胃の気津を損傷する。そのため胃の守胃機能は失調する。さらに後通の衛気を失うことは，腎気を損傷することにもなり，腎の気化作用は衰え，腎に水気が産生される。また脈外の衛気を失うことにより，心包の気津が損傷を受け，心包における気陰の両虚となる。発汗過多に対応して，心下はいったん上方向（→胸→肺）および外方向（→肌）に過剰に気津を供給するが，一度発汗機序が終息すると，むしろ心下の昇降出入は機能失調を来す。胃気は上に向かわず（心下に至らず），主として下方・腎に注ぐ。腎には気化作用が衰えたための水気が存

在している。この腎における過剰な気と病理産物である水気は，心包の気陰の虚に向かって上衝しようとする。これが「臍下悸，欲作奔豚」の病理機序である。

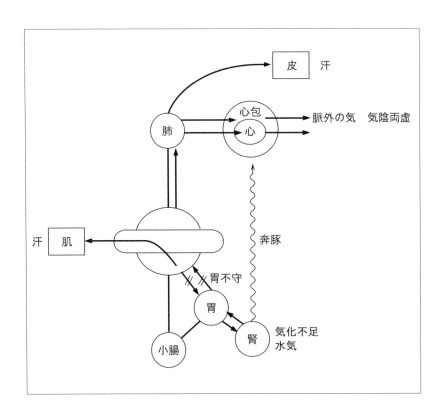

処方解説

　茯苓で腎水をさばき，桂枝で腎→心包への上衝のベクトルを変換させる。炙甘草は守胃し，胃の気津を生じさせる。大棗は，同じく守胃し，胃の気津を産生すると同時に，心包の気陰を補う。茯苓，桂枝にて心下の昇降出入を改善させる。また茯苓は，胃津を心包に引き上げ（三焦を通ずる），心包を潤し，さらに直接的には寧神作用を発揮する。炙甘草，大棗で産生した胃の気津を，桂枝，茯苓にて心包に運び，心包の気陰を補う。

茯苓　① 腎の水気を去る。
　　　② 心下の昇降。
　　　③ 通利三焦（胃津を心包に運ぶ）。
　　　④ 安神。

桂枝
　　　　　　　　　┌胸→肺→心包
　　　① 胃→心下＜
　　　　　　　　　└肌
　　　② 腎気の上衝をおさえる。

大棗　① 守胃津，生気津。
　　　② 安神。

炙甘草　守胃気津，生気津。

茯苓桂枝五味甘草湯

条文

金匱要略・痰飲咳嗽病脈証併治第十二
第37条　青竜湯下已，多唾口燥，寸脈沈，尺脈微，手足厥逆，気従少腹上衝胸咽，手足痺，其面翕然如酔状，因復下流陰股，小便難，時復冒者，与茯苓桂枝五味甘草湯，治其気衝。
　　　方　茯苓四両　桂枝四両去皮　甘草三両炙　五味子半升
　　　上四味，以水八升，煮取三升，去滓，分温三服。

すでに前述してあるので省略する。（P79参照）

《茯苓甘草湯・茯苓沢瀉湯などの総論》

　苓桂剤に比し，二両の桂枝しか使用していない茯苓甘草湯，茯苓沢瀉湯は，腎からの上衝を防止する目的ではない。この二湯における桂枝は，胃気を胃→心下→胸→肺へと引き上げる目的で使用している。とりわけ心下→胸の間の昇降の，昇を主っているといえる。

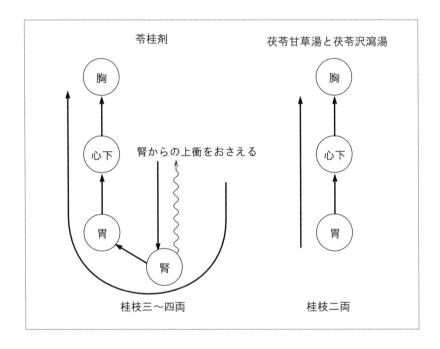

　また，両湯ともに生姜を三～四両使用していることから，胃中の飲の存在をうかがわせる。胃飲をさばく補助として，さらに白朮が使用される。

茯苓甘草湯

条文

> 傷寒論
>
> 　第73条　傷寒,汗出而渇者,五苓散主之。不渇者,茯苓甘草湯主之。
> 　　　　方　茯苓二両　桂枝二両去皮　甘草一両炙　生姜三両切
> 　　　　　　上四味,以水四升,煮取二升,去滓,分温三服。
>
> 　第356条　傷寒厥而心下悸,宜先治水,当服茯苓甘草湯,却治
> 　　　　　　其厥,不爾,水漬入胃,必作利也。茯苓甘草湯。

条文解説

　第73条　傷寒,汗出而渇者,五苓散主之。不渇者,茯苓甘草湯主之。
　　　「傷寒病で発汗を行い,汗が出て渇するものは,五苓散が主治
　　　する。渇しないものは茯苓甘草湯がこれを主治する。」

　傷寒病は本来無汗であるが,これを発汗し,なお汗が出て渇するものは五苓散が主治し,渇しないものは茯苓甘草湯がこれを主治する。心下に飲があって,胃津が肌に外達できないものは,渇する。胃中に飲を生じてはいるが,心下に飲のないものは渇しない。飲は,膈や胸にも存在する可能性はある。

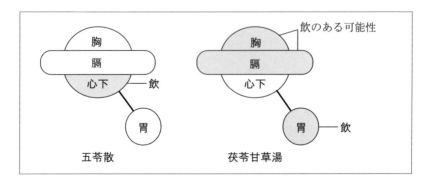

第356条　傷寒厥而心下悸，宜先治水，当服茯苓甘草湯，却治其厥，不爾，水漬入胃，必作利也。茯苓甘草湯。
「傷寒病で四肢が厥冷し，心下悸するものは，先に水気を治療すべきである。茯苓甘草湯が宜しい。その水気を治療せず，かえってその厥を治療すると，必ず下痢となる。」

　胃中に飲が存在し，また胸・膈にも飲が存在する。そのために胸・膈・心下の昇降出入が不利して，脈外の気や前，後通の衛気が外出できず「厥冷」する。胸・膈・心下の昇降が不利しているところに，胃飲のために守られない胃気が心下に昇り「心悸」する。これらの病証の病因は，胃中の飲と，胸・膈に存在する飲である。この治療のために，茯苓甘草湯を使用する。厥を見て四逆湯類を投与しても，胃飲が小腸に注ぎ込んで「下痢」を生じる。

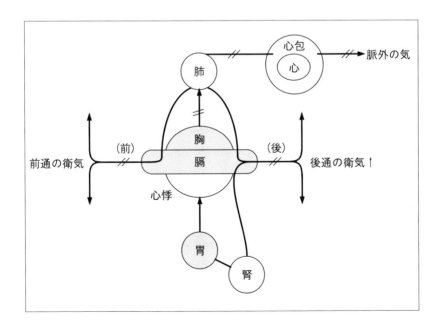

処方解説

　二両の茯苓で胸・膈の飲をさばき，三両の生姜で胃気を鼓舞し，胃飲をさばく。甘草は，胃気を補い守る。桂枝二両にて，胸・膈・心下の昇降（昇）を主治する。

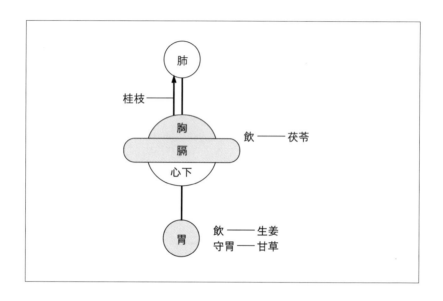

茯苓沢瀉湯

条文

> 金匱要略・嘔吐噦下利病脈証治第十七
> 　第18条　胃反，吐而渇，欲飲水者，茯苓沢瀉湯主之。
> 　茯苓沢瀉湯方　外台云治消渇脈絶胃反吐食之有小麦一升
> 　　　　　　　　茯苓半斤　沢瀉四両　甘草二両　桂枝二両　白朮三両　生姜四両
> 　　　　　　　　上六味，以水一斗，煮取三升，内沢瀉再煮取二升半，温服八合，日三服。

条文解説

金匱要略・嘔吐噦下利病脈証治第十七
　第18条　胃反，吐而渇，欲飲水者，茯苓沢瀉湯主之。
　　　　「胃反病で，嘔吐し渇欲飲水するものは，茯苓沢瀉湯がこれを主治する。」

　胃反*病で，胸・膈・心下，胃に飲が存在し，胃気が上逆して「嘔吐」し，胃津が口に達せず「渇」，水を飲みたがるものを治す。しかし胸・膈・心下，胃の飲をさばかない限り，水を飲んでも嘔吐するはずである。

＊胃反：金匱嘔吐噦下利病脈証治第十七
　　　　第5条　……朝食暮吐，暮食朝吐，宿穀不化，名曰胃反。
　　　　第16条　胃反嘔吐者，大半夏湯主之。千金云，治胃反不受食，食入即吐，外台云，治嘔心下痞鞕者。

処方解説

　胸・膈の飲を茯苓で，心下の飲を白朮・沢瀉で，胃中の飲を白朮・沢瀉・生姜でさばく。甘草で守胃し，桂枝で胸・膈・心下の昇降（昇）を主る。

また茯苓は胃中の津を三焦へ通利させ，口中の渇を癒す。

　茯苓沢瀉湯は茯苓甘草湯に比し，胸・膈・心下，胃における飲の量は多い。

	茯苓沢瀉湯	茯苓甘草湯
茯苓	八両↑	二両
桂枝	二両	二両
生姜	四両↑	三両
白朮	三両	
沢瀉	四両	
甘草	二両	一両

甘草乾姜茯苓白朮湯

条文

金匱要略・五臓風寒積聚病脈証併治第十一
第16条　腎着之病，其人身体重，腰中冷，如坐水中，形如水状，反不渇，小便自利，飲食如故，病属下焦，身労汗出，衣裏冷湿，久久得之，腰以下冷痛，腹重如帯五千銭，甘姜苓朮湯主之。
　　方　甘草二両　白朮二両　乾姜四両　茯苓四両
　　　　上四味，以水五升，煮取三升，分温三服，腰中即温。
　　（甘草乾姜湯：甘草四両炙　乾姜二両炮）

条文解説

金匱要略・五臓風寒積聚病脈証併治第十一
第16条　腎着之病，其人身体重，腰中冷，如坐水中，形如水状，反不渇，小便自利，飲食如故，病属下焦，身労汗出，衣裏冷湿，久久得之，腰以下冷痛，腹重如帯五千銭，甘姜苓朮湯主之。
「腎着の病は，身体が重く，腰が冷え，まるで水中に坐っている如くである。水気病のようで反って渇せず，小便は自利し，飲食は以前と変わらない。このような病は，下焦に属している。労働して発汗し，服の内側が汗で湿ってしまうようなことを続けていると，腰以下は冷えて痛み，腹に五千の銭を帯びているように，体は重くなる。甘姜苓朮湯がこれを主治する。」

腰は腎の腑であり，外侯である。汗で濡れた湿った服を着ていて，湿が皮・肌・肉に侵入し，とりわけ腰部の症状が出現する。湿による病証なので「身体重」となり，寒湿のために腰はまるで水中に坐っているように冷える。水気病のようでもあるが，口渇がなく，小便も自利しているので水気病ではない。胃の受納作用の障害はない「飲食如故」。

腎着の病は，腎の名称を使用しているが，腎の外腑（腰）の病であり，腎の臓は問題ない。また「飲食如故」より，胃気にも問題はない。要するに汗をかいて，冷えて濡れた服を着ていたために，寒湿の邪が開いた腠理から，皮・肌・肉，特に腰部の肌・肉に侵入して病が起こっている。五臓六腑には異常がなく，単に外殻の皮・肌・肉における病である。

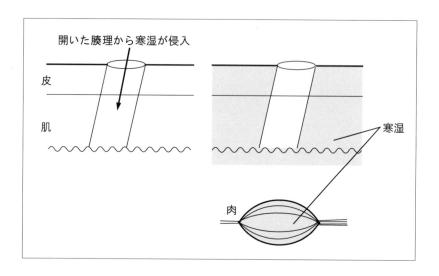

　病因は寒湿であるが，主体は湿である。開いた腠理から外湿が，皮・肌・肉に直接侵入し，展開する。そのために皮気・肌気・肉中を流れる脈外の気の運行は阻まれて，外殻における気の温煦作用が減少し，湿の多く存在する場所において冷えを自覚する。この病理機序は，金匱要略・水気病第28条「黄汗之為病……以汗出入水中浴，水従汗孔入得之……」に近い。ただし黄汗病の場合は，最終的には腠理の開閉異常が，むしろ閉の方に傾き，肌・肉に鬱熱を生じてくる。一方，腎着病は，腠理は開きぎみであり，鬱熱を生じることはなく，むしろ湿による外殻の気の運行失調による冷えを自覚する。
　甘草乾姜茯苓白朮湯証は，必ずしも濡れた服を変えずにいたために生じるものとは限らない。湿気の多いところに居住した場合にも生じることがある。また逆に，内部的陰陽失調より生じた胃飲が外肌に游溢し，さらに

腠理を通じて皮に展開するという病理機序もあり得る。

処方解説

　乾姜四両，甘草二両にて胃を温め，助け，鼓舞する。その結果脈外の気，皮気，肌気は温められ，巡り，茯苓，白朮で皮・肌の還流をはかる。その結果，肌・肉とりわけ腰部の肌・肉に存在する寒湿は除かれる。また四両の乾姜にて発汗も可能である。

　本経：乾姜，……温中止血，<u>出汗</u>

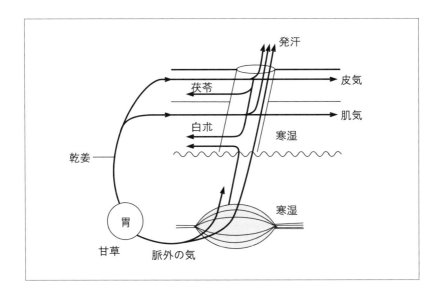

　この処方において，外殻の湿の存在にもかかわらず，白朮は二両しか使用していない。その代りに乾姜四両も使用している。苓姜朮甘湯服後，「腰中即温」とあることから四両の乾姜にて熱く鼓舞された胃気が外殻を巡り，その熱気により，湿を汗として外泄することができると考える。甘草附子湯も「風湿相搏」のものに対して白朮を二両しか使用していないが，附子二枚，桂枝四両の併用にて発汗により湿をとっている。

五苓散

条文

傷寒論

第71条　太陽病, 発汗後, 大汗出, 胃中乾, 煩躁不得眠, 欲得飲水者, 少少与飲之, 令胃気和即愈。若脈浮, 小便不利, 微熱, 消渇者, 五苓散主之。

　　方　猪苓十八銖去皮　沢瀉一両六銖　白朮十八銖　茯苓十八銖　桂枝半両去皮
　　上五味, 擣為散, 以白飲和服方寸匕, 日三服。多飲煖水, 汗出愈, 如法将息。

第72条　発汗已, 脈浮数, 煩渇者, 五苓散主之。

第73条　傷寒, 汗出而渇者, 五苓散主之。不渇者, 茯苓甘草湯主之。

第74条　中風, 発熱六七日不解而煩, 有表裏証, 渇欲飲水, 水入則吐者, 名曰水逆, 五苓散主之。

第141条　病在陽, 応以汗解之。反以冷水潠之。若灌之, 其熱被劫不得去, 弥更益煩, 肉上粟起, 意欲飲水, 反不渇者, 服文蛤散。若不差者, 与五苓散。寒実結胸, 無熱証者, 与三物小陥胸湯, 白散亦可服。

第156条　本以下之, 故心下痞。与瀉心湯, 痞不解。其人渇而口燥煩, 小便不利者, 五苓散主之。

第244条　太陽病, 寸緩, 関浮, 尺弱, 其人発熱汗出, 復悪寒, 不嘔, 但心下痞者, 此以医下之也。如其不下者, 病

人不悪寒而渇者，此転属陽明也。小便数者，大便必鞕，不更衣十日，無所苦也。渇欲飲水，少少与之，但以法救之。渇者，宜五苓散。

第386条　霍乱，頭痛，発熱，身疼痛，熱多欲飲水者，五苓散主之。寒多不用水者，理中丸主之。

金匱要略
痰飲咳嗽病脈証併治第十二
　第31条　假令痩人，臍下有悸，吐涎沫而癲眩，此水也。五苓散主之。

消渇小便利淋病脈証併治第十三
　第4条　脈浮小便不利，微熱消渇者，宜利小便，発汗，五苓散主之。
　第5条　渇欲飲水，水入則吐者，名曰水逆，五苓散主之。

黄疸病脈証併治第十五
　第18条　黄疸病，茵蔯五苓散主之。
　　　方　茵蔯蒿末十分　五苓散五分
　　　　　上二物和，先食飲方寸匕，日三服。
　　　　　（一方寸匕　前漢の一寸：2.31cm　後漢の一寸：2.375cm）

参考条文
金匱要略・痰飲咳嗽病脈証併治第十二
　第2条　其人素盛今痩，水走腸間，瀝瀝有声，謂之痰飲。
　第7条　水在腎，心下悸。
　第12条　夫病人飲水多，必暴喘満。凡食少飲多，水停心下，甚者則悸，微者短気。

傷寒論・弁可発汗病脈証併治第十六第79条「五苓散」と金匱要略・消渇小便利淋病脈証併治第十三第4条「五苓散」は同じ。
　弁発汗後病脈証併治第十七第102条「五苓散」と第71条「五苓散」は同じ。
　弁発汗吐下後病脈証併治第二十二第277条「五苓散」と第156条「五苓散」は同じ。

五苓散総論

　五苓散の条文は，傷寒論に8条，金匱要略に4条（茵蔯五苓散を含む）あり，そのうち金匱要略の2条は，傷寒論の第71条，第74条と同一である。したがって条文数としては10条となる。

　五苓散証は，発汗後，あるいは他の誤治，あるいは疾病の経過の中で，胃の津液を失い胃中乾の状態を呈する。一方，三焦の気化作用が失調し，三焦の水道，とりわけ肌→心下→小腸→膀胱への還流路が不利し，これらの場所には湿や飲が停滞する。これは胃中乾とは逆の状態である。また膀胱の気化作用の失調による小便不利は，三焦の水道の停滞をさらに憎悪させている。ただし三焦の機能が失調し，湿や飲などの病理産物が存在するにもかかわらず，その失調の状態は，じつは比較的軽度である。1回わずかに一方寸匕（約1.0ｇ）の散剤をおもゆ（米湯）で1日3回服用することで，三焦の水道の機能を回復させれば，水道は流通し，その後に多量の温かい水を飲用すると，胃に納まり，胃の乾きを潤すことが可能となる。三焦の水道が機能していない時に水を飲用しても，すぐに吐いてしまうか，胃に入らず心下から小腸，膀胱に流れ，津液として利用されることはない。外殻の湿は，還流路の回復により利水されるが，腠理の機能が回復すれば，発汗によっても解消され得る。風邪が存在していても発汗により外泄される。

　五苓散証においては，肌→心下→小腸→膀胱への三焦の水道（還流路）の機能失調が問題となるが，特に重要なのは，心下の飲による心下の昇降出入不利，および膀胱の気化の失調である。

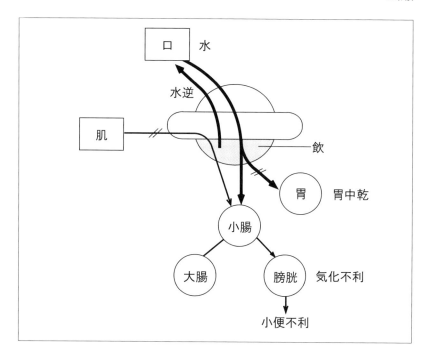

処方解説

　五苓散一方寸匕（約1.0ｇ）を１日３回おもゆで服用する。そのあとで多量の温かい湯を飲用すると，多量の汗が出て治る。条文にはないが，当然利水の治癒機転もある。

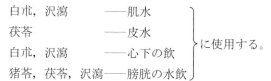

　また猪苓は，直接的に膀胱に作用し，利水作用を高める（排尿作用を発揮する）。

　桂枝は全身の三焦気化作用を高め，例えば腠理の機能を改善し，残存する表邪を外散させる。あるいは膀胱の気化を高め，小便不利を治す。

　五苓散によって肌→心下→小腸→膀胱→尿という還流路（三焦）の機能を回復させ，その後，多量の温かい湯で胃津を補う。五苓散は，１回1.0ｇ

服用という少量の散剤であり，直接的に利水，あるいは発汗するものではない。人体の三焦の生理的機能が衰えたために生じた湿・飲という病理産物や，肌表に残る風邪に対して，少量の散剤にて人体の生理機能を正常化し，その結果，表邪や病理産物は，正気の力により自然に排除されるのである。五苓散にて三焦の水道が通利した後に，多量の温かい水を飲んで胃津を補うので，ある意味では暖水が主薬ともいえる。茵蔯五苓散は，五苓散に茵蔯を加えたものであり，五苓散の作用と茵蔯の「去湿熱，退黄」作用を利用している（詳しくは『経方薬論』の茵蔯蒿の項を参照のこと）。

条文解説
　　第71条　太陽病，発汗後，大汗出，胃中乾，煩躁不得眠，欲得飲水者，少少与飲之，令胃気和即愈。若脈浮，小便不利，微熱，消渇者，五苓散主之。
　　「太陽病を発汗後，大汗を出し，胃中の津液は乾き，煩躁して眠れず，水を飲むことを欲するものは，水を少々与えて飲ませると，胃中の津液は回復し癒る。もし脈浮で，小便不利し，微熱があり，消渇*するものは，五苓散がこれを主治する。」

　　＊消渇　口渇がひどく，多量の水を飲んでも口の渇きは癒えない。多くの場合多尿となるが，五苓散証のごとく小便不利のものもある。

参考条文
金匱要略・消渇小便利淋病脈証併治第十三
　　第3条　男子消渇，小便反多，以飲一斗，小便一斗，腎気丸主之。

　　太陽病を発汗後，大汗を出し，胃中の津液を失い「胃は乾き」，胃の虚熱が胸に及び「煩躁して眠れない」状態となる。水を飲みたがるものには少し水を与えて，胃中の津液が増えると胃中の陰陽は調和し，病は癒える。
　　この病態は単純に胃津を失ったのみであり，他の器官，臓腑には特別な異常はない。しかし脈が浮いて小便が不利し，微熱があり，いくら水を飲んでも渇きの癒えないものは，五苓散の証である。「脈浮」および「微熱」は，表証の残存を示している。膀胱の気化も不利して「小便が出にくくな

る」。発汗過多により，心下の昇降出入は不利する。小便不利，肌湿，心下不利により，心下には飲が貯留する。心下に飲があるため，いくら水を飲んでも水は，口→心下→胃へと向かわず，口→心下→小腸→膀胱へと流れ，胃津に変化することはない。そのため胃津は不足し，渇していくら水を飲んでも渇きは癒えない。これに対して五苓散が主治する。

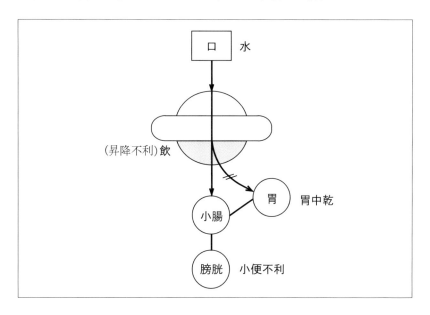

第72条　発汗已，脉浮数，煩渇者，五苓散主之。
　　　　「発汗がすでに終わって，脉浮・数で，煩渇するものは，五苓散がこれを主治する。」

　発汗後もまだ表邪が残存するため「脉浮」，発汗により胃の津液は失われ，胃に虚熱が生じ「脉数」「煩渇」となる。病理は第71条と，ほとんど同じである。

第73条　傷寒，汗出而渇者，五苓散主之。不渇者，茯苓甘草湯主之。
　　　　「傷寒病で，汗が出て渇するものは，五苓散がこれを主治する。渇しないものは茯苓甘草湯がこれを主治する。」

第71条と，ほとんど同じ病理である。

第74条　中風，発熱六七日不解而煩，有表裏証，渇欲飲水，水入則吐者，名曰水逆，五苓散主之。
「中風で発熱が六，七日続き，煩するもので，表裏の証がある。口渇して水を飲むが，水を飲んだとたんに吐出してしまうのは，水逆と称し，五苓散がこれを主治する。」

中風で，風邪が肌の衛分にあり，発熱が六〜七日続く。条文にはないが汗が多く出て胃の津液を失い，胃は乾き，胃の虚熱が胸に至り「煩する」。桂枝湯証に近い中風で，これを治療しなかったため，自汗による汗を多く失ったのである。六〜七日の中風証の過程で，心下も不利し，心下に飲が貯留する。そのため，口が渇いて水を飲んでも心下の飲に阻まれて，すぐに吐出してしまう。これを水逆と称する。この第74条の病理も，基本的には第71条と同じである。

第156条　本以下之，故心下痞。与瀉心湯，痞不解。其人渇而口燥煩，小便不利者，五苓散主之。
「もとこれを下すことにより，心下痞するものは，瀉心湯を与える。痞が解せず，渇して口燥し，煩し，小便不利のものは，五苓散がこれを主治する。」

誤下した結果，心下痞をなしたものに瀉心湯を投与する。服薬して痞が解けない場合は気痞ではないからである。これは心下に水飲があり，胃中に津液が行かないために胃中が乾燥して熱をもち，「渇して口燥する」。胃中の熱が胸に伝わり「煩」する。水飲のために心下の昇降が不利し，また膀胱の気化が失調し，「小便が出ない」。これを五苓散が主治する。

第244条　太陽病，寸緩，関浮，尺弱，其人発熱汗出，復悪寒，不嘔，但心下痞者，此以医下之也。如其不下者，病人不悪寒而渇者，此転属陽明也。小便数者，大便必鞕，不更衣十日，無所苦也。

渇欲飲水，少少与之，但以法救之。渇者，宜五苓散。
「太陽病で，脈は寸は緩，関は浮，尺は弱であり，発熱し，汗をかき，また悪寒し，嘔ぜず，ただ心下痞するものは，医師がこれを下したためである。もし下さないもので，悪寒せず渇するものは，陽明に転属したのである。小便数のものは，大便が必ず硬くなる。十日間大便が出なくても，特に苦しむことはない。渇して水を飲もうとすれば，少々水を与える。ただ法をもってこれを救う。渇するものは，五苓散が宜しい。」
（太陽病で，脈浮，発熱，汗出，小便不利し，渇するものは，第71条，第73条，第74条のごとくに，五苓散の主治である。）

条文中，「如其不下者，病人不悪寒而渇者，此転属陽明也。小便数者，大便必鞕，不更衣十日，無所苦也。」以外の病理は第71条，第156条と同じであり，五苓散の主治である。

第386条　霍乱，頭痛，発熱，身疼痛，熱多欲飲水者，五苓散主之。寒多不用水者，理中丸主之。
「霍乱病で，頭痛，発熱，身疼痛し，熱が多く水を飲みたがるものは，五苓散がこれを主治する。寒が多く水が欲しくないものは，理中丸がこれを主治する。」

霍乱病（太陽病とは異なる）で，邪が口から直接胃に入ったため，胃での邪正闘争が惹起されるが，守胃機能が衰え，胃津は心下に追い出され，胃中は乾燥して熱をもち，「多く水を飲みたがる」。追い出された胃気は肌へ向かい「発熱」する。また守られない胃気は，心下から直達路を経由して頭部へ行き「頭痛」する。肌や直達路に胃気は向かい，上方の肺・心包へ向かう胃気は減少し，脈外の気の減少とともに肉中の営血も走れないため「身疼痛」する。いくら水を飲んでも心下の不利と膀胱の気化失調のため胃津に変化せず，また尿としての排泄も減少し心下や肌に溜まる。これを五苓散が主治する。また邪が胃中に侵入したために，胃の陽気が障害され，胃中に寒飲を生じるものは，水を飲みたがらない。これは理中丸が主治する。

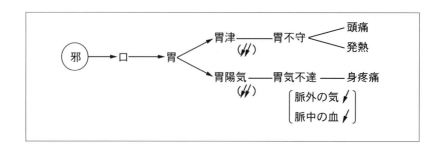

金匱要略
痰飲咳嗽病脈証併治第十二
 第31条 假令痩人，臍下有悸，吐涎沫而癲眩，此水也。五苓散主之。
     「例えば痩人，臍下に悸あり，涎沫を吐して癲眩す，これ水なり。
     五苓散これを主る。」

 心下に飲があり，飲が口に上逆すると「吐涎沫」，直達路を心下の飲が頭に向かって上昇すると「癲眩」する。心下の飲のため，胃気が上方・外方に供給されず，腎に過剰に注ぐと腎の気化ができず，腎に水気を生じる。腎の水気により「臍下悸」となる。

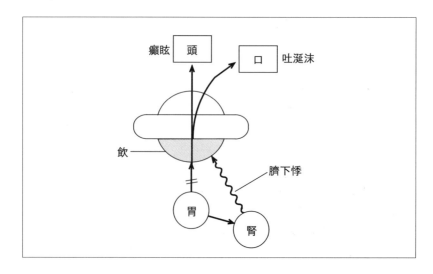

190

本条文の病理は苓桂朮甘湯に近い。ただし心下の飲は、心下の機能失調により生じており、五苓散一方寸匕（約1g）を1日3回投与すれば改善し得るものである。苓桂朮甘湯証の心下不利に対して、たとえ五苓散を投与したとしても、心下の飲や腎の水気の量が多く、薬効が発揮されない。この場合、やはり五苓散ではなく湯液の苓桂朮甘湯が必要となる。

消渇小便利淋病脈証併治第十三
　第4条　脈浮小便不利，微熱消渇者，宜利小便，発汗，五苓散主之。
　第5条　渇欲飲水，水入則吐者，名曰水逆，五苓散主之。

　金匱要略・消渇小便利淋病脈証併治第十三の第4条，第5条の条文は，傷寒論第71条と第74条に同じなので省略。

黄疸病脈証併治第十五
　第18条　黄疸病，茵蔯五苓散主之。
　　　　「黄疸病，茵蔯五苓散がこれを主治する。」

　肌→心下→小腸→膀胱へと還流される通路が機能せず，小腸は分別を失い，一部の濁が肌に游溢し「黄疸」を生じる。茵蔯五苓散で還流路を通利すれば，黄疸は治る。

◆黄疸病補足・小便不利について

　　小便不通――穀疸
　　小便必難――穀疸
　　小便不利――酒疸
　　小便不利――大黄消石湯，茵蔯蒿湯（傷寒論第260条）
　　小便自利――労疸
　　小便自利――小建中湯

参考条文
金匱要略・黄疸病脈証併治第十五
    第9条　脈沈，渇欲飲水，小便不利者，皆発黄。
    第16条　諸病黄家，但利其小便，仮令脈浮，当以汗解之，宜桂枝加黄耆湯主之。

　黄疸病は，「小便不利」のものと，「小便自利」のものの二種類がある。
　ただし「小便自利」のものは，いわゆる本当の黄疸ではなく，虚労（小建中湯）と労疸の二種であり，気血の消耗により萎黄色を呈するものといえる。一方，黄疸病は，必ず「小便不利」である。小腸→膀胱の機能異常のため（熱によることが多い），小便不利を来し，停滞した水気と熱が合わさって発黄する。すなわち発黄するためには，「小便不利」が必ず存在しなくてはならない。
　傷寒論第278条「傷寒脈浮而緩，手足自温者，繋在太陰。太陰当発身黄。若小便自利者，不能発黄。……」の条文のごとく，自利するものは発黄不能である。

第141条　病在陽，応以汗解之。反以冷水潠之。若灌之，其熱被劫不得去，弥更益煩，肉上粟起，意欲飲水，反不渇者，服文蛤散（服文蛤湯）。若不差者，与五苓散。寒実結胸，無熱証者，与三物小陥胸湯，白散亦可服（与三物白散）。
文蛤散方　文蛤五両
    上一味為散，以沸湯和一方寸匕。湯用五合。
    ＊この条文の文蛤散は文蛤湯とする。（　）内は錯簡と思われるものを訂正したものである。

　「病が陽の部位にあるものは，発汗してこれを解すべきである。しかし冷水を吹きつけたり，あびせたりするような誤治を行い，その熱は脅かされて去ることができず，煩はますますひどくなり，鳥肌が立ち，水を飲みたいと思うけれども，反って渇しないものは文蛤湯を服す。癒えざるもの（文蛤湯

投与後まだ湿の存在するもの）は，五苓散を与える。寒実結胸で熱証のないものは三物白散を与える。」

条文解説

傷寒論第141条は，古来から色々論議がある。この条については五苓散のみならず，文蛤湯および文蛤散について，私見を交えて解説する。

太陽傷寒証，例えば麻黄湯証であれば，発熱に対して麻黄湯を投与し，発汗により治癒する。これに対し，熱があるからといって冷水を吹きつけたり（冷水潠之），冷水をあびせたり（灌之）する誤治を行うと，その熱はおびやかされて反って去らず，鬱熱は亢じてしまい，ますます煩は強くなり，鳥肌が立って（肉上粟起）しまう。本条文中に「弥更益煩」とあることより，「潠」や「灌」の誤治を行う前から少し煩があったことがわかる。

◆太陽病における煩について

参考条文

第24条　太陽病，初服桂枝湯，反煩，不解者，先刺風池，風府，却与桂枝湯則癒。

第46条　太陽病，脈浮緊，無汗，発熱，身疼痛，……。服薬已微除，其人発煩目瞑，……麻黄湯主之。

第57条　傷寒発汗已解，半日許復煩，脈浮数者，可更発汗，宜桂枝湯。

第38条　太陽中風，脈浮緊，発熱，悪寒，身疼痛，不汗出而煩躁者，大青竜湯主之。

第24条は桂枝湯証の煩である。桂枝湯を投与する前から煩があり，桂枝湯の投与にても「反煩，不解者」であり，針をした後に桂枝湯を再投与して治癒するとある。

第46条の「其人発煩」は，麻黄湯投与後の煩であり，いわゆる太陽病の煩ではない。

第57条は傷寒病で煩があり，これに対して例えば麻黄湯などで発汗し，いったんは治癒したかのように見えたが，少し肌に邪が残存して

いたため,「復煩,脈浮数」のものに桂枝湯を投与する。

本来の桂枝湯証における煩は,邪正闘争のために鼓舞された胃気が風邪の存在する肌の方に向かわず,上方(胃→心下・膈・胸→肺→心包)へ過剰に向かい,そのために胸は熱をもち,煩を生じるのである。

第57条の傷寒の煩および第38条の煩躁は,外殻(肌・肉)の鬱熱が亢じたために生じた煩である。寒邪が皮を外束し,皮腠は閉じ,鼓舞された胃気が皮を走れず,肌や脈外に過剰に供給され,肌・肉において鬱熱が亢じてくる。鬱熱のために「脈緊」を呈する。条文にはないが脈外の気の過剰により「脈数」も呈する。肌・肉で亢じた鬱熱が胃に伝わり,また前述した理由も併せて胸は気の過剰となり,熱をもち煩を生じる。

以上が太陽病における煩の病理機序である。これに対して陽明病における煩は,胃熱により守胃機能が失調して,胃熱が胸に昇って煩を生じる。

太陽病における煩は,基本的に「渇」を伴うことはないが,陽明病の煩は,「渇」を伴う。しかし大青竜湯証は太陽病であるが,肌・肉の鬱熱が非常に亢じた場合,鬱熱の胃への伝播が増大し,実際の胃熱をも生じてしまうことがあり得る(これは太陽陽明併病に近い)。この場合は太陽病・大青竜湯証といえども「渇」を伴うこともある。

第141条の条文は,太陽病傷寒で,寒邪が皮を外束し,鬱熱が亢じてきて発熱し,煩を少し生じているものに水を吹きかけたり,あびせたりする誤治を行ったため,ますます鬱熱は亢じ,煩もひどくなったものである。この病態は,第38条・大青竜湯証に近いと考える。このような病態に対し,文蛤散〔文蛤一味,一方寸匕(1〜2g)を五合(100ml)の沸騰した湯で和したもの〕で対応できるはずはない。しかし,金匱要略・嘔吐噦下利病脈証治第十七第19条・文蛤湯であれば,その構成生薬の量は異なっているが,大青竜湯去桂加文蛤であり,このような病態に充分対応できる。したがって第141条には「文蛤湯」と記載するところを,「文蛤散」と間違えて記載された可能性が高い。この点に関して清代の柯琴が,『傷寒来蘇集』の傷寒附翼・文蛤湯のところで同様のことを述べている。我々もこの説に

賛同する。したがって「文蛤散」を「文蛤湯」の間違いとする。

　肌・肉に鬱熱が亢じているものに，誤って冷水を吹きかけたり，あびせたりしたために，外殻には湿の併存もある。外殻（肌・肉）の鬱熱のため，熱が胃に伝わり「意欲飲水」となるが，胃熱そのものは存在せず，また湿の併存もあるので，「反不渇者」となる。この病理機序は，前述した大青竜湯証に近い。これに対して文蛤湯を使用し，鬱熱および湿を治療する。これにより主たる病症である鬱熱は解消するが，湿が少し残存した場合には，「若不差者」となる。つまり，肌・心下に湿や飲が残り，膀胱の気化も不利をする。心下の飲のために，口から摂取した水が心下から胃に向かわず，小腸に送られて，五苓散の病理を呈することになる。

①口から摂取した水を嘔吐する（水逆）。あるいは，
②摂取した水が口→心下→小腸へと水が流れ，胃を経過しない。

「寒実結胸，無熱証者，与三物小陥胸湯，白散亦可服。」
　この条文については結胸証のところで説明する。

文蛤湯

条文

金匱要略・嘔吐噦下利病脉証治第十七
　　第19条　吐後渇欲得水而貪飲者，文蛤湯主之（文蛤散主之）。
　　　　　　兼主微風脉緊，頭痛。
　文蛤湯方　文蛤五両　麻黄三両　甘草三両　生姜三両　石膏五
　　　　　両　杏仁五十枚　大棗十二枚
　　　　　上七味，以水六升，煮取二升，温服一升，汗出即癒。
　　　　（この条文は文蛤湯を文蛤散とする）

参考条文
金匱要略・消渇小便利淋病脉証治第十三
　　第6条　渇欲飲水不止者，文蛤散主之。
　文蛤散方　文蛤五両
　　　　　　上一味，杵為散，以沸騰五合，和服方寸匕。

条文解説

金匱要略・嘔吐噦下利病脉証治第十七
　　第19条　吐後渇欲得水而貪飲者，文蛤湯主之（文蛤散主之）。兼主微
　　　　　　風脉緊，頭痛。
　　　　　「嘔吐した後，口渇して水をむさぼるように飲むものは，文蛤
　　　　　散がこれを主る。兼ねて微風脉緊，頭痛を主る。」

　文蛤湯の条文「吐後，渇欲得水而貪飲者」は，参考としてあげた文蛤散の条文「渇欲飲水不止者」に近似している。二条文の内容のみで，文蛤湯はとても投与することはできない。多紀元堅も『金匱要略述義』の中で，「按此條病軽薬重，殊不相適，柯氏以此湯，移置，於太陽下篇文蛤散條，仍攷此條，乃是文蛤散証，彼此相錯也。消渇篇曰，渇欲飲水不止者，文蛤

散主之。可以互徴矣。但兼主微風脈緊頭痛一句,即湯方処主也。」と,文蛤湯と文蛤散に錯簡があると指摘している。我々もこの意見に賛同する。

ただし「兼主微風脈緊,頭痛」の条文は,文蛤湯の適応症と考える。

胃熱の存在する病証に対しては胃熱も清する。「兼主微風脈緊,頭痛。」の条文は,寒邪が腠理を外束し,風邪が肌肉に侵入し,大青竜湯証と同じように邪正闘争の結果,鬱熱が発生し「脈は緊」となる。鬱熱が胃に伝わり,胃気が守られず,胃気は心下から直達路を上昇し「頭痛」がする。文蛤湯により邪を発汗し鬱熱を清熱すれば治癒できる。

処方解説

	麻黄	文蛤	桂枝	石膏	大棗	生姜	杏仁	甘草
文蛤湯	三両	五両		五両	十二枚	三両	五十枚	三両
大青竜湯	六両		二両	鶏子大	十枚	三両	四十枚	二両
越婢湯	六両			半升	十五枚	三両		二両

参考:石膏 鶏子大=1/3斤≒五両

文蛤湯は大青竜湯に似ている。麻黄が半量という以外は,石膏(五両≒75g,鶏子大≒80g),大棗,生姜,杏仁,甘草の量はほぼ同じである。

文蛤湯の投与後「汗出即癒」とあり,この湯が発汗と清熱を兼ねていることがわかる(この点も大青竜湯に近い)。寒邪が皮に外束し,「肉上粟起」しているが,皮の病理は大青竜湯ほどではない。したがって麻黄は三両(大青竜湯は六両)を用いて皮気を走らせれば,発汗機序も回復する可能性は高い。生姜は,胃気を全方向に供給するが,麻黄との併用で発汗を助ける。

麻黄 　　①胃→肺→皮気↗
　　　　　②胃→肺→心包→脈外の気↗
生姜 　　胃→肌気↗

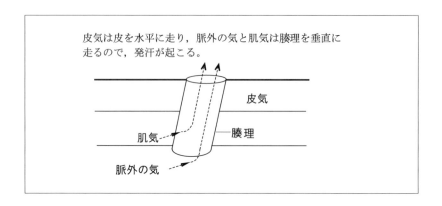

　麻黄，石膏，杏仁，文蛤で清熱利湿する。文蛤は，外から摂取した水を内なる津液に変換させる作用があるので，もし「いくら水を飲んでも渇が癒えない」という症状がある場合にも有効である。そして大棗，甘草，生姜で胃気を助け，守る。この湯において五両の石膏（約7.5ｇ）は，主として肌・肉の鬱熱を清するものであるが，胃熱の併存する病症に対しては，胃熱も清する。

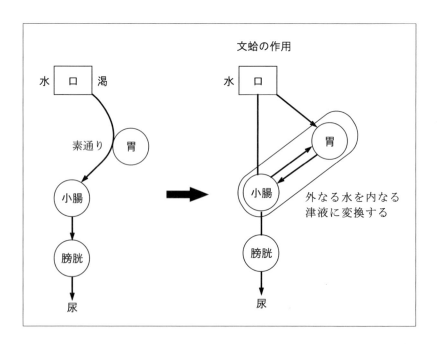

文蛤散

条文

金匱要略・消渇小便利淋病脈証併治第十三
　第6条　渇欲飲水不止者，文蛤散主之。

金匱要略・嘔吐噦下利病脈証治第十七
　第19条　吐後渇欲得水而貪飲者，文蛤湯主之（文蛤散主之）。

傷寒論・141条（文蛤湯の条文と考えるので，ここにおいては省く。）

条文解説

　どちらの条文も，胃・小腸における外の水を内なる水（津液）へ変換する機能が失調し，そのためいくら水を飲用しても，水は胃を素通りして尿に出ていくので，津液は増産されない。このような病証に文蛤散を使用する。

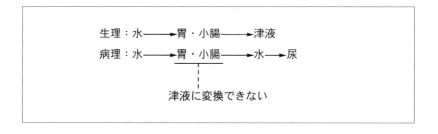

猪苓散

条文

金匱要略・嘔吐噦下利病脈証治第十七
　第13条　嘔吐而病在膈上，後思水者解，急与之。思水者，猪苓散主之。
　　　方　猪苓　茯苓　白朮各等分
　　　　　上三味，杵為散，飲服方寸匕，日三服。
　　（一方寸匕＝約1.0g）

猪苓散証は，水飲が胸→膈→心下→小腸→膀胱に存在し，胃はむしろ乾いている。この病理機序は五苓散に近い。しかし五苓散は，水飲が心下以下にあるのに対して，猪苓散は胸・膈に存在する。ただし胃中の渇きは五苓散ほどでもない。

猪苓散と五苓散の比較

処方内容から見ると，どちらも1回量は一方寸匕であり，五苓散＝〔9/16猪苓散〕＋〔沢瀉5/16〕＋〔桂枝2/16〕方寸匕となる。つまり五苓散中には約1/2量の猪苓散が含まれており，残りを約1/3量の沢瀉と1/8量の桂枝が占めている。逆に猪苓散の方から見ると，五苓散中の沢瀉，桂枝を含んでいないが，猪苓，茯苓，白朮については，約倍量入っているといえる。

	猪苓	茯苓	白朮	沢瀉	桂枝
五苓散	18銖(3)	18銖(3)	18銖(3)	30銖(5)	12銖(2)
猪苓散	1 :	1 :	1		

各生薬の標的とする器官は次のごとくである。
　　沢瀉：肌→心下→小腸→膀胱→尿
　　白朮：肌→心下→小腸→膀胱
　　茯苓：皮→胸，膈→心下→小腸→膀胱
　　猪苓：膀胱→尿
　　桂枝：①胃→肌→心下→肌
　　　　　　↘心下→肺→脈外の衛気
　　　　②三焦の気化を高める。

　両散に共通する病理は，心下の飲と膀胱の気化不利であり，心下→小腸→膀胱→尿へとつながる三焦水道の機能失調のために，心下から膀胱に至るまで，水飲が停滞する。また両散ともに胃津の不足がある。異なる点は，猪苓散証は胸・膈にも飲が存在し，五苓散証は胸・膈に飲がないことである。肌湿は五苓散，猪苓散ともに存在する可能性は高い。胃津の不足については，五苓散証の方が著しく，そのため五苓散服用後，多量の暖水を必要とする。

　心下→小腸→膀胱→尿という三焦水道の機能失調についても，五苓散証の方が著しい。特に膀胱の気化不利は，五苓散証に著明であり，猪苓，沢瀉，桂枝を併用する。両処方とも散であり，三焦水道の比較的軽度の機能失調のために，湿や飲などの病理産物が停滞しているのであるが，わずか一方寸匕（約1.0g）の散剤を，1日3回の服用にて機能の改善を目指す。

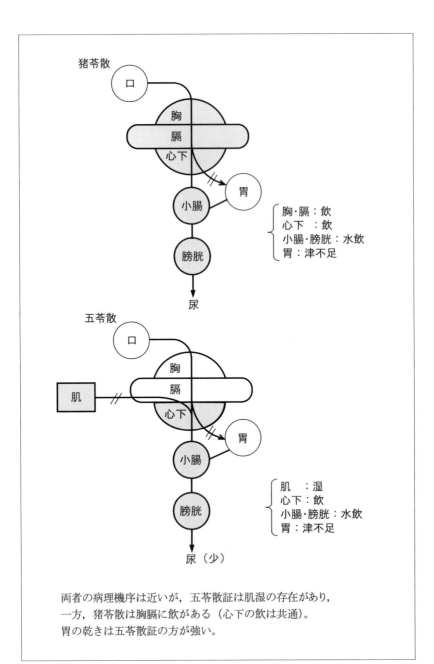

両者の病理機序は近いが，五苓散証は肌湿の存在があり，一方，猪苓散は胸膈に飲がある（心下の飲は共通）。胃の乾きは五苓散証の方が強い。

参考条文
　　第141条　……寒実結胸，無熱証者，与三物小陥胸湯，白散亦可服。
　　白散方　　桔梗三分　巴豆一分去皮心熬黒研如脂　貝母三分
　　　　　　　上三味為散，……強人半銭匕，……病在膈上必吐，在膈下必利。
　　　　　　　……。

　　第166条　病如桂枝証，頭不痛，項不強，寸脈微浮，胸中痞鞕，気上衝
　　　　　　咽喉不得息者，此為胸有寒也。当吐之，宜瓜蒂散。
　　瓜蒂散方　瓜蒂一分熬黄　赤小豆一分
　　　　　　　上二味，各別擣篩，為散已，合治之。取一銭匕，以香豉一合，
　　　　　　　用熱湯七合煮作稀糜，去滓，取汁和散，温頓服之。不吐者，
　　　　　　　少少加。得快吐乃止。諸亡血虚家，不可与瓜蒂散。

　以上，白散，瓜蒂散は病理産物（無形の熱，寒痰）が膈上・胸に存在し，これを吐くことにより治癒機転が起っている。

条文解説
金匱要略・嘔吐噦下利病脈証治第十七
　　第13条　嘔吐而病在膈上，後思水者解，急与之。思水者，猪苓散主之。
　　　　　　「病が膈上にあり，嘔吐した後に水を飲みたいと思うものは，急
　　　　　　ぎこれを与えよ。水を思うものは猪苓散が主治する。」

　胸・膈・心下に飲が存在し，胸・膈・心下の昇降不利を来し，胃気が上逆して「嘔吐」する。嘔吐した後に「水を飲みたいと思う」のは，嘔吐により胃津を失ってしまうからである。

処方解説
　茯苓で胸・膈の飲をさばき，白朮で心下の飲をさばく。猪苓で膀胱の気化を高めて，飲を尿から排泄する。

猪苓湯

条文

傷寒論
 第223条 若脉浮，発熱，渇欲飲水，小便不利者，猪苓湯主之。
    方 猪苓去皮 茯苓 沢瀉 阿膠 滑石砕各一両
      上五味，以水四升，先煮四味，取二升，去滓。内阿膠烊
      消。温服七合，日三服。

 第224条 陽明病，汗出多而渇者，不可与猪苓湯。以汗多胃中燥，
      猪苓湯復利其小便故也。

 第319条 少陰病，下利六七日，咳而嘔，渇，心煩，不得眠者，猪
      苓湯主之。

金匱要略・臓腑経絡先後病脈証第一
 第17条 夫諸病在臓欲攻之，当随其所得而攻之，如渇者与猪苓湯，
      余皆倣此。

金匱要略・消渇小便利淋病脈証併治第十三
 第13条 脈浮発熱，渇欲飲水，小便不利者，猪苓湯主之。

第319条と関連がありそうな条文
 第284条 少陰病，咳而下利，譫語者，被火気劫故也。小便必難，
      以強責少陰汗也。
 第293条 少陰病，八九日，一身手足尽熱者，以熱在膀胱，必便血也。

猪苓湯総論

　猪苓湯証における一番の問題は，外界から摂取した水が胃に入っても，胃・小腸において内なる水（胃の津液）に効率よく変換できないことである。水の質的変換機能に異常を来しているため，渇して水を飲んでも，水は胃を素通りしてしまい，胃津の産生にはつながらず，胃の津液は不足する。また膀胱の気化が衰え，小便不利があるため，胃を素通りした水は膀胱に停滞する。水の出口が詰まっているため，三焦の水道（特に肌→心下→小腸→膀胱）には水（湿や飲）が停滞する。ただし第224条「汗出多而渇」のごとく，胃の津液の絶対的，量的不足が著明なものは猪苓湯を投与してはならない。猪苓湯中の猪苓，茯苓，滑石，沢瀉などの利水剤が，さらに胃津の不足を促すからである。

水の質的変換異常
　外の水────//────→内なる水………胃の津液不足

水の量的異常
　胃熱，多汗などにより胃の津液が絶対的量的に不足する。

　外界から摂取した水を質的変換できないために，胃の津液は不足し，胃における陰陽失調を来す（陰虚陽盛）。陰の制約を失った胃の陽気が，守られずに外肌に向かえば「脈浮」「発熱」し，上に向かい胸に至ると「心煩不得眠」，肺に至ると「咳」し，口に向かって上逆すると「嘔」となる。また膀胱の気化が不利し，開閉作用が失調すると「小便不利」となる。小腸における水の大便，小便への分別が失調すると，膀胱の気化不利のために三焦水道に停滞した水（湿または飲）が，大便の方に流入し「下利」となる。

条文解説

第223条　若脈浮, 発熱, 渇欲飲水, 小便不利者, 猪苓湯主之。
「もし脈浮, 発熱し, 水を飲みたいと欲し, 小便不利するものは, 猪苓湯がこれを主治する。」

　水の質的変換に異常を来し, 胃津が産生されず「渇欲飲水」するが, 水は胃を素通りしてしまう。胃津の不足のために胃の陽気は守られず, 外肌に漏出し「脈浮」「発熱」する。膀胱の気化が衰えて「小便不利」し, 胃を素通りした水は, 膀胱に貯留する。膀胱からの尿の排泄が悪いため, 水（湿や飲）は, 肌・心下・小腸にも停滞する。

第224条　陽明病, 汗出多而渇者, 不可与猪苓湯。以汗多胃中燥, 猪苓湯復利其小便故也。
「陽明病で, 汗が多く出て渇するものは, 猪苓湯を与えてはいけない。汗が多ければ, 胃中の津液が乾く。猪苓湯は小便を利し, さらに胃中の津液を排泄させるからである。」

　陽明病で, 汗が多く出て口渇するものは, 胃熱のために胃津の量が不足するためである。このような病証には猪苓湯を投与してはならない。猪苓湯の利水薬が, さらに胃津の不足を促すからである。

第319条　少陰病, 下利六七日, 咳而嘔, 渇, 心煩, 不得眠者, 猪苓湯主之。
「少陰病で, 下痢が六七日続き, 咳をして嘔し, 渇して心煩し, 眠れないものは, 猪苓湯がこれを主治する。」

　少陰病で, 下痢が六七日続いている。これは胃―小腸における水の質的変換が失調し, 口から飲んだ水は, 胃に入っても素通りしてしまう。さらに小腸における水の分別作用が失調すると, 胃を素通りした水は膀胱へ流れず, 大腸に流れて「下利」となるのである。胃津の産生が衰え, 胃の津液は不足するために「渇」が, 胃気が守られず, 肺に向かうと「咳」が,

胸に向かうと「心煩不得眠」が，口に向かって上逆すると「嘔」となる。しかし胃津不足のために，実際には嘔しても吐するものはない。

金匱要略・臓腑経絡先後病脈証第一
　第17条　夫諸病在臓欲攻之，当随其所得而攻之，如渇者与猪苓湯，余皆傚此。
　　　　「諸病で，病が臓にあり，これを攻めようとする場合には，その症候にしたがってこれを攻めるべきである。例えば渇するものには猪苓湯を与える。その他については，これにならって処方すべきである。」

処方を投与する際の一般論を述べたものであり，特に解説は必要ない。

金匱要略・消渇小便利淋病脈証併治第十三
　第13条　脈浮発熱，渇欲飲水，小便不利者，猪苓湯主之。
　　　　（傷寒論・第223条と同じ。）

処方解説
　胃・小腸における外の水を内の水（津液）へと質的に変換する作用が失調している。これに対して一両の阿膠でこの能力を回復させる。ただし質的変換の異常であるので，わずか一両の阿膠で効果がある。（傷寒論，金匱要略においては，直接胃陰や腎陰などを補うときや，止血するときには，二～三両の阿膠を使用している。）
　三焦水道における水（湿や飲）の停滞がある。肌湿に対しては滑石，沢瀉が，心下の飲に対しては沢瀉が，膀胱の水飲に対しては猪苓，茯苓，滑石，沢瀉が作用する。また茯苓，沢瀉は膀胱の気化を高める。ただしこれらの利水薬も，各一両ずつと少量である。これは三焦水道の不通は機能的障害によるものであり，四味の生薬にて三焦の気化を高めることを主とするからである。四薬で直接湿や飲を排除するには充分な量とはいえない。

　また猪苓湯は淋疾（現代医学的には膀胱炎など）にも応用される。

参考条文
　金匱要略・消渇小便利淋病脈証併治第十三
　　第7条　淋之為病，小便如粟状，小腹眩急，痛引臍中。

　排尿痛，頻尿，残尿感，血尿などの症状に対して使用する。下焦において湿熱が内薀し，下焦の三焦水道（膀胱→尿）が不利する。阿膠は熱のために傷ついた水道を修復し，また止血する。猪苓，茯苓，沢瀉，滑石にて湿熱を分利する。滑石はまた水道を滑利し，治淋の効がある。たとえていえば，下水管の中を排水が流れてゆくが，下水管がひび割れていると，水がスムーズに流れてゆかない。
　滑石はこの下水管の修理をしつつ，利水するのである。

◆小便不利について

　小便不利には二つの意味がある。つまり小便利（小便通利）の反対の意味であるから，①小便の量が減少する，②小便がスムーズに出ない，である。

◆傷津，陰虚，血虚について

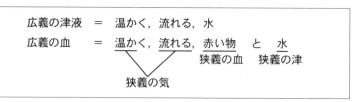

1．傷津と陰虚
　いずれにしても水（津液）の減少による潤す作用の失調を生じる。
　急性熱性疾患等で津液を消耗し傷津，また急性の傷津の結果として，あるいは慢性の傷津の結果として傷陰を生ずる。
　傷津は食事，治療により，津液を補えば完全に元に戻る。しかし傷

陰は津液の不足のみならず，それによる組織の損傷を生じているため，治療によっても完全には元に戻らない場合もある。

舌を例にとると，傷津すると，舌および舌苔は乾燥する。しかし清熱生津の治療にて元に戻る。しかし，舌および舌苔の乾燥，あるいは剝落，さらには裂紋を生じた傷陰は治療により舌および苔の潤いは戻るが裂紋は残存してしまう。このような組織の損傷が他の場所でも生じているのが傷陰である。

　　　傷津　……　津液の不足
　　　傷陰　……　津液の不足　→　組織の損傷

傷津，傷陰ともに「温かく流れる水」の「水」の部分が減少するため，相対的に「温かい」→「熱い」となり，内熱を生ずる。

なお，臨床的にはこれら二者を厳密に区別せず，どちらも傷陰という場合もある。

2．血虚

　　広義の血　　＝　温かく，流れる，　赤い物　と　水

　　　　　輸血パック　＝　赤い物　と　水

[血の生成]
飲食物を摂取，あるいは貯えた胃気から胃・脾の働きにより広義の津液が生成され，肺に昇り，肺の宣散にて心に運ばれる。このとき腎の気化作用を受けて津液中の最も精選された部分が狭義の血に変化する。

[血の作用]
全身を営養，濡養し，滋潤する。広義の津液は三焦を通じて全身に供給される（開放循環系）。一方，広義の血は血脈を通じて全身に供給される（閉鎖循環系）。閉鎖循環系はより効率よく全身を営養できるが，遮断されると組織は壊死する。

血は全体重の約1/13であり，津液に比すとその量は少ない。体重60kgの成人，全身の水分量39kg，血の重量4.6kg

[**血虚**]

　広義の血中の狭義の津液の減少したものであり，滋潤作用が失われる。ただし血中の津液が減少しても体全体の津液量に問題はなく，全身の津液の減少が生じないかぎり，内熱を生じることはない。

　いわゆる西洋医学における「貧血」は，気虚が主であり，血の滋潤作用も減弱したものは血虚も兼ねることになる。

　なお狭義の血は，材料としては脾胃で産生された水穀の精微であり，それに加えて腎の気化作用が発揮され作られる。

　したがって西洋医学的貧血は，中医学的には脾胃の気虚，あるいは腎の気化不足により生じる。

（『経方医学２』P149　補津と補陰について参照）

索　引

あ行

陰虚 ················ 208
陰気 ················ 137
烏頭湯 ·············· 124
烏頭 ················ 127
噎 ·················· 62
越婢加半夏湯 ········ 67
涎 ·················· 58
黄疸病 ·············· 191

か行

開腠理 ············ 6, 17
葛根湯 ··············· 3
葛根 ················· 4
葛根黄芩黄連湯 ······ 39
葛根加半夏湯 ········ 22
瓜蒂散 ·············· 203
栝楼桂枝湯 ·········· 35
甘草乾姜茯苓白朮湯
 ··················· 179
甘草附子湯 ·········· 106
悸 ·················· 158
胸脇支満 ············ 168
枳朮湯 ·············· 134
去桂加白朮湯 ·· 103, 108
桂姜草棗黄辛附子湯
 ··················· 134
桂枝加葛根湯
 ············· 12, 33, 37
桂枝甘草湯 ·········· 155

桂枝甘草竜骨牡蛎湯
 ··················· 161
桂枝芍薬知母湯 ······ 122
桂枝附子湯 ····· 101, 108
桂苓五味甘草湯 ······ 79
桂苓五味甘草去桂加
乾姜細辛半夏湯 ······ 89
痙病 ················ 27
痙病の脈 ············ 31
血虚 ············ 92, 208
下痢 ················ 24
眩冒 ················ 84
項・項背・身体の「強」
 ··················· 19
項強 ················ 18
項背強 ············ 8, 18
厚朴麻黄湯 ······· 72, 74
合病 ················ 25
剛痙 ················ 29
呼吸 ················ 55
五苓散 ·········· 182, 200

さ行

臍下悸 ·············· 171
支飲 ················ 90
紫参 ················ 76
柔痙 ················ 29
消渇 ················ 186
傷津 ················ 208
小麦 ················ 73
小便不利 ······· 191, 208

上衝 ············ 80, 158
上昇 ················ 80
小青竜湯 ········ 49, 74
小青竜加石膏湯 ······ 67
津液不足 ········ 19, 20
心下有水気 ·········· 56
腎の納気作用 ········ 54
真武湯 ·········· 142, 153
促脈 ················ 40

た行

太陽病における煩 ···· 193
太陽・陽明合病 ······ 23
沢漆 ················ 76
沢漆湯 ·············· 75
唾 ·················· 58
短気 ················ 168
治諸痺 ··············· 6
竹葉湯 ·············· 46
猪苓散 ·············· 200
猪苓湯 ·············· 204
通腠理 ··············· 6
動経 ················ 166

な行

熱痺 ················ 132

は行

肺の粛降 ············ 53

211

肺脹 ………………… 68	………………… 172	や行
白散 ……………… 203	茯苓桂枝白朮甘草湯	
反悪寒 ……………… 30	………………… 165	射干麻黄湯 ………… 70
煩 …………… 158, 193	茯苓沢瀉湯 ……… 177	陽気 ……………… 137
煩躁 ……………… 160	附子 ……………… 126	
痺証 … 97, 110, 129, 132	附子湯 …………… 150	ら行
白朮 ……………… 147	文蛤散 …………… 199	
白前 ………………… 76	文蛤湯 …………… 196	療金瘡 ……………… 6
風湿相搏病 ……… 101	防已地黄湯 ……… 130	苓甘姜味辛夏仁黄湯
風湿病 …………… 108	奔豚 ………… 158, 171	………………… 95
茯苓 ……………… 148	奔豚湯 ……………… 44	苓甘五味姜辛湯 …… 87
茯苓甘草湯 ……… 174		苓甘五味加姜辛半夏
茯苓桂枝甘草大棗湯	ま行	杏仁湯 …………… 91
………………… 170		歴節病 …………… 118
茯苓桂枝五味甘草湯	麻黄湯 ………… 12, 18	

【著者略歴】

江部　洋一郎（えべ・よういちろう）
1948年　生まれ
1972年　京都大学医学部卒業
1975年　京都・高雄病院勤務
1994年　高雄病院院長・江部医院開院
現　在　江部医院院長・高雄病院名誉院長

和泉　正一郎（いずみ・しょういちろう）
1941〜2006年
1964年　京都薬科大学卒業
　　　　京都・高雄病院理事

経方医学 ③

2001年9月10日	第1版　第1刷発行
2006年9月15日	第2刷発行
2015年5月15日	第2版　第1刷発行

■著　者　　江部　洋一郎／和泉　正一郎
■発行者　　井ノ上　匠
■発行所　　東洋学術出版社
　　　　（本　　社）〒272-0822　千葉県市川市宮久保3-1-5
　　　　（販　売　部）〒272-0823　千葉県市川市東菅野1-19-7-102
　　　　　　　　電話 047(321)4428　FAX 047(321)4429
　　　　　　　　e-mail：hanbai@chuui.co.jp
　　　　（編　集　部）〒272-0021　千葉県市川市八幡2-11-5-403
　　　　　　　　電話 047(335)6780　FAX 047(300)0565
　　　　　　　　e-mail：henshu@chuui.co.jp
　　　　（ホームページ）http://www.chuui.co.jp/

印刷・製本―――丸井工文社

2001　Printed in Japan ©　　　　　ISBN978-4-904224-34-2 C3047

中医学の魅力に触れ，実践する
[季刊] 中医臨床

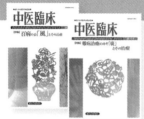

- ●定　　価　本体1,571円＋税（送料別210円）
- ●年間予約　本体1,571円＋税　4冊（送料共）
- ●3年予約　本体1,429円＋税　12冊（送料共）

●——中国の中医に学ぶ

現代中医学を形づくった老中医の経験を土台にして，中医学はいまも進化をつづけています。本場中国の経験豊富な中医師の臨床や研究から，最新の中国中医事情に至るまで，編集部独自の視点で情報をピックアップして紹介します。翻訳文献・インタビュー・取材記事・解説記事・ニュース……など，多彩な内容です。

●——湯液とエキス製剤を両輪に

中医弁証の力を余すところなく発揮するには，湯液治療を身につけることが欠かせません。病因病機を審らかにして治法を導き，ポイントを押さえて処方を自由に構成します。一方エキス剤であっても限定付ながら，弁証能力を向上させることで臨機応変な運用が可能になります。各種入門講座や臨床報告の記事などから弁証論治を実践するコツを学べます。

●——古典の世界へ誘う

『内経』以来2千年にわたって連綿と続いてきた古典医学を高度に概括したものが現代中医学です。古典のなかには，再編成する過程でこぼれ落ちた智慧がたくさん残されています。しかし古典の世界は果てしなく広く，つかみどころがありません。そこで本誌では古典の世界へ誘う記事を随時企画しています。

●——薬と針灸の基礎理論は共通

中医学は薬も針も共通の生理観・病理観にもとづいている点が特徴です。針灸の記事だからといって医師や薬剤師の方にとって無関係なのではなく，逆に薬の記事のなかに鍼灸師に役立つ情報が詰まっています。好評の長期連載「弁証論治トレーニング」では，共通の症例を針と薬の双方からコメンテーターが易しく解説しています。

ご注文はフリーダイヤルFAXで
0120-727-060

東洋学術出版社

〒272-0823　千葉県市川市東菅野1-19-7-102
電話：（047）321-4428
E-mail：hanbai@chuui.co.jp
URL：http://www.chuui.co.jp